ことばをどう育て、国語をどう学ぶのか

発達脳科学からのコメント

竹下 研三

大学教育出版

はじめに

ことばはひとだけがもつすばらしい能力です。子どもたちはことばをコミュニティー（地域社会）の中で学んでいきます。ことばによって子どもたちはコミュニティーを理解し、その中で生きていくスキル（技術）を学びます。しかし、ことばは他者とのコミュニケーションだけではなく、自分のこころとも語りあっています。わたしたちは日々の喜びや不安、楽しみや苦しみを自分のこころとことばで語りあっているのです。こころと語りあうことはこころの育ちに結び付きます。こころの育ちとことばはきっても切り離せない関係なのです。ことばは日々の生活をひとがどう生きるか、人生をどう生きるかに結び付きます。ひとが人生とは何かを考えるとき、ことばがその思考に大きく影響しています。

民族のことばは母語とよばれます。日本の子どもたちは母語を国語として学びます。母語を国語として学ぶことによって母語は文字でも表現できるようになります。文字を学ぶことによってわたしたちは遠くにいるひとやすでに亡くなったひとの経験や思いを知ることができます。喜びや悲しみも知ることになります。

ことばを育て、文字を学ぶことによってひとは他人のこころを理解し、そして、自分の気持ちを伝えるスキルの両方を学ぶことになります。聞くひとをうなずかせることばは話すひとの評価を高めます。正しく書かれた文章はそのひとの思考を充実させます。自分の気持ちをすなおに書いた随筆は読むひとの共感を呼びます。

わたしたちがことばを育て、文字を学ぶ重要性はここにあると思います。しかし、最近の子どもたちのことばの育ちには不安を感じます。教育現場のいじめや不登校の背景にこれを感じるからです。ことばの貧しさが子どもたちのコミュニケーション能力を弱めているのです。子どもたちへの国語教育の目的は、文字をどう学び、文章をどう書くのかを教えることによって自分の思いを他人に正しく伝える力を習得させることにあると思います。脳の発達にそった母語の教育でもあります。

本書は、発達脳科学の立場から子どもの脳がことばをどう聞き・話し、そして、どう読み・書きし、さらに、伝える力をどう育てていくのかを説明してみました。おもな対象は乳幼児と小・中学生です。ことばと国語の教育がもっとも重要なときです。また、外国で育つ日本の子どもたちの問題にも触れました。これからの国語教育にも国際的な視点からの考えが求められているからです。

本書がことばの育ち、国語の教育に関係している方がたの参考になれば幸いです。

なお、文部科学省は「学校教育法」の一部改正と小学校の学習指導要綱の改定を行い、平成23年度よりこれを実施しています。本書もこの改訂を参考にし、小学6年間の教育を3段階に分けました。しかし、根本的な点で考え方に違いがあります。国語改定目次でのA「話すこと・聞くこと」ではなく、「聞くこと・話すこと」です。また、B「書くこと」、C「読むこと」ではなく、B「読むこと」、C「書くこと」です。順序が違います。指導要領の順序では脳は混乱します。本書を読まれる方はこの基本的な順序を理解した上で、学年にそった国語教育の組み立てを読み取っていただければ幸いです。

２０１３年１月

竹下研三

ことばをどう育て、国語をどう学ぶのか
―発達脳科学からのコメント―

目次

第1章

日本語の基礎を知る

本章で学ぶこと

本章は、動物の中で唯一ことばをもつ人間がどのような進化を経て地球上に出現し、どのようにしてことばを育ててきたのか、わが民族はいつ、どこから来て、どのようにして日本語（母語）をつくったのか、カナ・かな、漢字はどのような歴史と特徴をもっているのかを解説します。子どもが国語を学び、教師が国語を教える上で理解しておかねばならない母語の基礎知識です。

人類がことばを獲得したのは10～15万年ほど前に出現したホモサピエンスと考えられています。ホモサピエンスがことばをつかえるようになった理由は頭蓋骨《とうがいこつ》と下顎骨《かがくこつ》の突然変異がことばの獲得に有利にはたらいたからと考えられています。このふたつの変化はことばをつくることを可能にしたのです。

一方、島国である日本には周辺の民族が2～3万年ほど前から住みつくようになり、そこで中心となった民族が日本のことばの原型をつくりました。日本語は大きく3つの祖先をもっているようです。オーストロネシア語族からの音韻、タミル語族からのことば（単語）、ウラル・アルタイ語族からの文法です。その成り立ちを紹介します。

最後に、日本語を特徴づける話しことば、カナとかな、漢字の由来と特徴について解説し、わたしたちの祖先がつくった世界に誇れることばを理解したいと思います。

1. ことばを話す人類

わたしたちの祖先は学術用語でホモサピエンス Homo sapiens とよばれます。人類の祖先です。ホモサピエンスはアフリカ中央部に10~15万年前に出現したと考えられています。ホモサピエンスは進化上では新人とよばれます。ホモサピエンスの前に地球上にいたのはネアンデルタール Neanderthal、すなわち旧人です。なお、それ以前の北京原人やジャワ原人は進化上では猿人に分類されヒト科とは進化の上では大きく離れています。

ホモサピエンスとネアンデルタールとの違いは、骨格の特徴や細胞の中の小器官であるミトコンドリアの遺伝子に違いがあることで区別されています。ネアンデルタールは情報伝達の手段としての簡単な音声はもっていたようですが、ことばはもっていなかったようです。

ホモサピエンスがことばを獲得できた理由は、ホモサピエンスの前頭部と側頭部が大きく広がったため、それによってことばをつくる脳が大きくなれたからだと考えられています。わたしたちの頭蓋骨は6~7個のひろい扁平状の骨の集まりでできています。わたしたちの頭蓋骨は生まれたとき骨と骨の間が開いています。ネアンデルタールは生まれたときから閉じていたと考えられています。この違いがわたしたちの脳を生後に大きくさせることを可能にし、ことばをつくる脳を成長させたのです。また、ホモサピエンスでは下あごの骨（下顎骨）も後下方にさがるという変化をおこし、口腔内が大きく広がることになりました。これがいろいろな音声をつくることを可能にしたのです。このふたつの変化はネアンデルタールとは大きく異なっています。これらの変化は遺伝子の突然変異による生物学上の進化として解釈できます。

アフリカに生まれたホモサピエンスはいくつかの種族に分かれ、ヨーロッパや西アジアに移動していきました。彼らは大きくヨーロッパ系のコーカソイド、アフリカ系のネグロイド、アジア系のモンゴロイドに分けることができます。この3つの種族はさらに小さな種族に分かれ、その種族特有のことばをつくっていきました。そのことばは口伝えによってそれぞれの子孫へと伝えられていきました。これはことばの口頭伝承とよばれます。神話や伝説として残っているホメロスの詩や旧約聖書などが有名です。日本でも神話とか、むかし話とよばれるものに一致します。

今日、世界でよく知られていることばには、ギリシャ語、ラテン語、ゲルマン語、ペルシャ語などがあります。これらは民族の発展にともなって成長していったことばです。残念ながら、これらの発展の歴史はよくわかっていません。いま世界には3000をこえることばがあるといわれています。

一方、話しことばの長い歴史にくらべると書きことばである文字の歴史は短く、数千年ほどの歴史しかありません。世界で最初に文字をつかったのは、西アジアにいたシュメール人といわれています。彼らは3000年ほど前に楔形《くさびがた》文字とよばれる絵文字をつかっていました。

文字のなかった時代、話しことばのつかい方は厳格であったらしくギリシャの哲学者ソクラテスは文字の普及をきらったといわれています。話しことばの複雑さを文字は代行できないと考えたのでしょう。

ことばの研究は20世紀前半にこれを学問（ラング langue とパロール parole）として確立させたイギリスのフェルディナン・ド・ソシュール（Saussure, F.）と、彼の考えを引きつぎながら「普遍文法 universal grammar」と「生成文法 generative grammar」という文法理論を発展させたアメリカのノーム・チョムスキー（Chomsky, N.）、また、音韻論として発展させたトルベツコイ（Trubetzkoy, N.S.）やヤコブソン（Jakobson, R.）たちでした。とくに前2者は世界の言語学に大きな足跡を残しました。

民族に共通することばは次第に国家という政治体系と結び付きます。ことばはその国のことばへと発展していったのです。国語 national language の成立となりました。国語とは、「その国で公的につかわれている言語」と広辞苑は説明しています。日本の場合は日本語です。しかし、ことばは国ではなく民族とともに生まれ育ってきた文化です。すなわち、その民族が共有する情報の伝達手段です。民族のことばは母語 mother tongue とよばれます。国語とはよばれません。政治の変遷や民族移動などによって国によっては複数の母語が存在する国も存在しています。このような国はこれに順序をつけ、第一言語、第二言語としています。日本でつかわれる日本語は国語であるとともに、親や周囲から自然に学んでいく母語でもあり、第一言語でもあります。

一方、話しことばのほかに文字ことばがつかわれるようになると、ことばと言語という2つの用語の概念もやや複雑になりました。言語とは、音声もしくは文字によって思いや考えを伝える手段と定義されています。一方、ことばもある意味をあらわすために音声でいったり、字で書いたりするものと定義されています。両者をすっきりと分けることはできません。英語では言語は language、ことばは speech となります。speech は日本語では話しことばになります。外国でも同様です。そのため英語では、話しことばを spoken language、書きことばを written language とも書いています。いずれにせよ、ことばと言語は同じ意味でつかわれています。なお、本書では、ことばはおもに話しことばとしてつかい、文字ことばは文字としてつかいました。言語は学術的な用語としてつかっています。

日本人にとって日本語を学ぶことは、日本語をつかう技能的手法を学ぶだけでなく、日本語によって日本の社会や文化を学び、自らは日本語によって思考を深め、人格やこころを磨いていくことが目標になります。ソクラテスのことばを借りるまでもなくことばはそのひとの人格を高め、こころを磨いていく中心的な役割をはたすからです。このような意味からは、日本語は日本人の母語となります。

わが国の国語教育の目標はことばによって正しいコミュニケーションの能力を高め、ことばや文字によって社会や文化を学び、思考を深め、人格やこころを磨いていくことにあると考えねばなりません。母語の教育に重なっていきます。国語教育はすべての教科の基本になるのです。

なお、外国人が日本語を学ぶ場合は日本語教育といいます。日本語教育は、外国人が日本語をつかう上での技能的なことを教えることを意味します。

2．日本語のルーツ（図1）

日本列島にひとが住むようになったのは数万年前からと考えられています。旧石器時代とよばれます。その後に縄文時代が始まりました。縄文時代とはいまから1万2000年前から2000年ほど前までの約1万年の時代をさします。2000年前とは西暦元年になります。残念ながら紀元前の旧石器時代には、ことばに関する資料はほとんどありません。したがって、日本語のことばの歴史は縄文時代からの歴史となります。

縄文時代の日本はすでに大陸から離れており、海の中に存在していました。この時代に日本に渡ってきた民族はアジアのモンゴル系人種でした。彼らは海流などを利用して日本に渡ってきたと考えられています。モンゴル

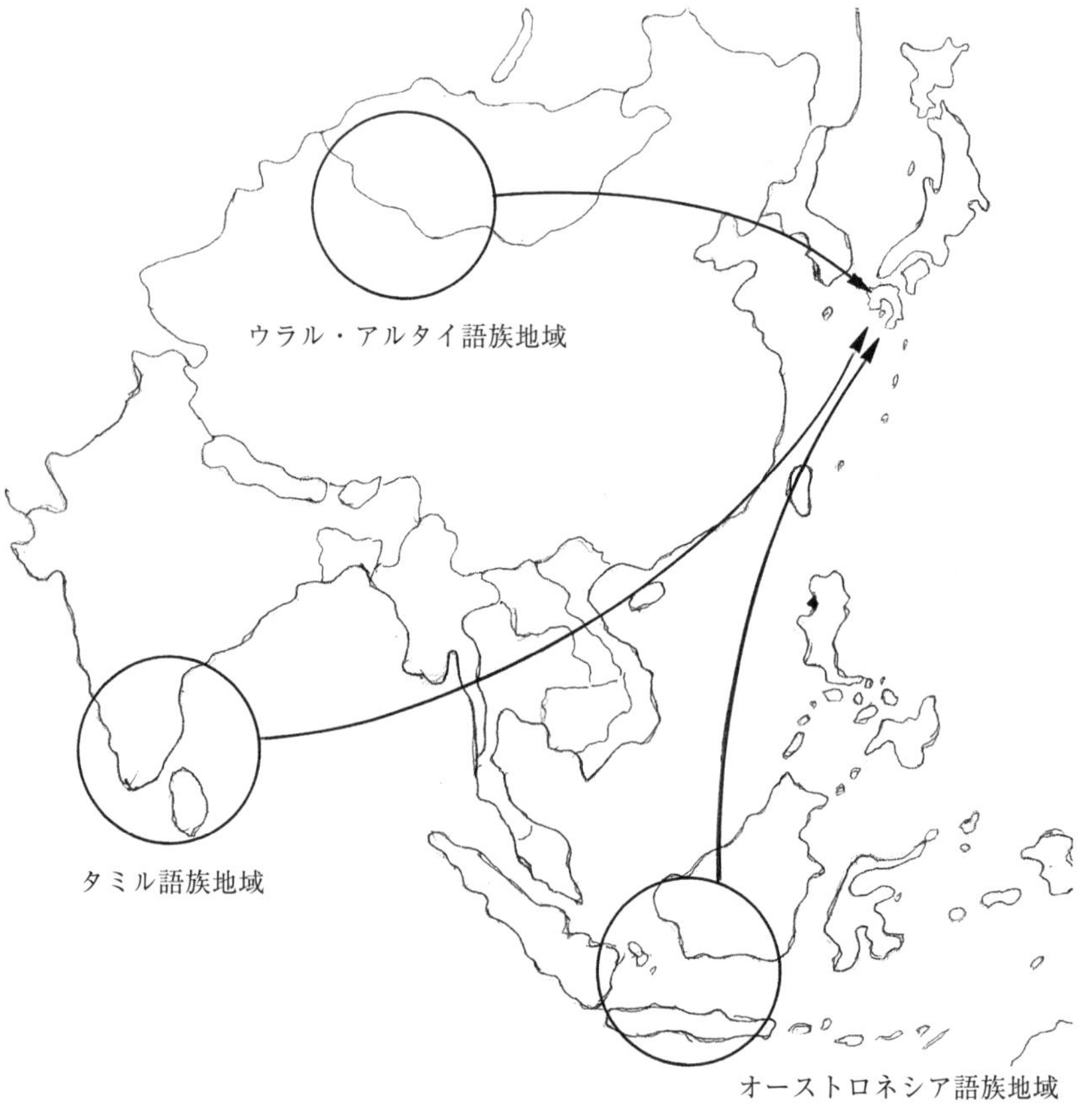

図1　日本語のルーツ

日本語は、オーストロネシア地域の音韻、タミル語族の語彙、ウラル・アルタイ語の文法から成立したと考えられています。

系人種は赤ちゃんのときにお尻に青い母斑（蒙古斑）をもつことでほかの人種と区別されます。

日本人の祖先がどこからきたのかを知る研究はいろいろな手法によって行われてきました。ホモサピエンスとネアンデルタールが異なる根拠になった骨格の研究、両者が異なることの証明につながったミトコンドリア遺伝子の研究をはじめとして、免疫系のＨＬＡ抗原や血液型での対立遺伝子の分析、男性からのみ遺伝するＹ染色体の遺伝子分析などによって行われてきました。一方、これらの生物学的な研究に対してことばの特徴による言語学的研究もあります。ここでは両者からの研究内容を概説します。

日本人のルーツについての遺伝子分析からの研究は多くの知見を明らかにしてきました。これらの研究の中では、ミトコンドリア遺伝子とＹ染色体遺伝子からの解析研究が重要です。両者とも解析する遺伝子量が少ないことと遺伝形式に特徴があるからです。細胞内の小器官であるミトコンドリアに存在するミトコンドリア遺伝子は、わずか１万７０００個（正しくは塩基といいます）ほどの遺伝子しかなく、母親の卵子のみから伝わっていく特徴をもちます。父親の精子の中にあるミトコンドリア遺伝子は子どもには伝わらないのです。母親からのみ伝わる遺伝は母系遺伝とよばれます。逆に、Ｙ染色体の遺伝子は男性のみからしか遺伝しません。父系遺伝です。Ｙ染色体の遺伝子量も少ない特徴をもちます。解析する遺伝子量が少ないことと、遺伝形式が独特であることはある集団のルーツをたどる上ではひじょうに有利な研究条件となります。

これらの特徴から、今日、日本に住む日本人は生物学的に古代アイヌ人、古代沖縄人、韓国人の３民族にもっとも近い関係をもつことがわかっています。さらにモンゴル人、チベット人、南方系漢族、北方系漢族、ジャワ人などと近縁関係をもっていることも明らかにされてきました。日本列島には北からチベット人や北モンゴル人が、朝鮮や中国から漢人が、南方の島々からは南方系モンゴル人がやってきたようです。なお、モンゴル系人種は、中国大陸北方の北モンゴル系、中国・朝鮮を中心とする中モンゴル系、東南アジアに広がる南モンゴル系に大きくわけられます。

興味深いことは日本人のY染色体に認められるＹＡＰ＋という遺伝子の存在です。この遺伝子は過去のある時代に突然変異として生じているのですが、この遺伝子はアイヌ人、日本列島に住む日本人、沖縄人のみに認められています。そのほかのアジアでは一部のチベット人のみに発見されていることです。このことは数万年前にユーラシア大陸のどこかに住んでいた人間の遺伝子に突然変異が生じ、その遺伝子をもった人間がチベット人の一部と旧石器時代の日本人と共通の祖先となったのではないかという推測です。この事実は日本人のルーツを想像する上でたいへん興味深いものがあります。

一方、日本人のことばの成立に関する言語学からの研究も、遺伝生物学からの研究成果と同じ傾向をもつことが明らかにされています。日本語には、オーストロネシア語族、タミル語族、ウラル・アルタイ語族の人びとがもっていることばの特徴と重なりあっていることが報告されています。日本に渡ってきた人びとはかならず食べものなどの生活物質をもってきています。犬なども一緒につれてきたのでしょう。当然、彼らはかつて自分たちが住んでいた土地のことばを話し、その土地の食べものをつくりました。したがって、ことばがどう成立していったかの研究は、渡ってきたと推測される海の向こうの国々でつかわれていることばや食べものの名前や音韻、文法、伝説などの類似性から進められていくことになります。

石器時代や縄文時代、はじめて沖縄や九州に渡ってきた人びとは、当時の海流（黒潮）の流れからインドネシア、ポリネシアなどのオーストロネシア語族と考えられています。南モンゴル系です。この理由は、後で述べますように日本語の五十音につかわれる子音（/k/ /s/ /t/ /n/ /h/ /m/ /y/ /r/ /w/）のすべてに「ん」を除いて母音（/a/ /i/ /u/ /e/ /o/）がついていることです。子音の /k/ に母音がつけば、カ、キ、ク、ケ、コとなり、/s/ に母音がつけばサ、シ、ス、セ、ソになることです。この特徴はオーストロネシア語族の音韻のつかい方（/a/ /i/ /u/ /o/）の共通性から推測されました。彼らは四つの母音をつかっており、この4つの音韻が日本語の5つの母音の基礎になっていると推測されます。いまでも日本語の辞書をみると「エ、ケ、セ、テ、ネ」で始まる単語の数はほかの母音で始まる単語にくらべ明らかに少ないのがわかります。なお、現在のインドネシア語の母音は /a/ /i/ /u/ /o/ のほかに /e/ /ē/ の2つの母音が加わり、6つの母音をもっています。

縄文後期になると、日本に南から流れてくる海流には変化がおこりました。その変化にともなって日本には南インドやスリランカからタミル語族が渡ってきたと考えられています。彼らは稲作の技術をもってきました。スリランカなどで話されるコメ、イネ、ハタケなどに関係することばや、五、七、五、七、七などの歌の形式に共通するものが認められます。稲作の技術は人びとの生活を安定させ、縄文後期から西日本での人口は急速に増加したようです。なお、ここで日本語には /e/ が加わり、母音が5つになりました。タミル語の音韻がオーストロネシア語族のつかう音韻に重なりわが国のことばに5つの母音をつくったのです。なお、この日本語の母音と子音を加えた音素の数は英語の45種などにくらべ濁音などを含めても少なく、23種の音素で成立しています。これは日本語に単語が少ないという特徴をつくりました。また、同音異義語を多くもつことにもなりました。

この前後、わが国には北方系のウラル・アルタイ語をつかう人びとが中国（満州）、朝鮮から流入することになったようです。彼らのつかう文法は英語やいまの中国語などとは異なり、主語―目的語―述語の順になっています。日本語の「わたしはご飯を食べます」は、英語や中国語のように「わたしは食べます、ご飯を」とはいいません。これにともない日本語には、単語に助詞や助動詞をつけて主語、目的語、述語、副詞、形容詞などとして使用する特徴をもつことになりました。「わたしは」の「は」や、「ご飯を」の「を」です。この文法的構造は膠着語 agglutinative language とよばれます。単語に助詞をつけることで名詞や形容詞などに文法上の意味をもたせることができるのです。日本語はこれで単語の少ない弱点をカバーすることになりました。なお、この傾向はインドネシア語やフィンランド語、トルコ語などにも共通しています。いずれもアジア系の言語に関係する民族です。その後にもド、ミ、ファ、ソ、シ、ドの6音階をもつ琉球音楽などが日本の文化に影響を与えています。

結論として、日本語が成立した歴史は、オーストロネシア地域からの音韻、タミル語からのことば（単語）、ウラル・アルタイ語からの文法という3つの流れによる重層的言語として成立したと考えられています。

3．日本の話しことば（図2）

ある社会で意思疎通のためにつかわれていることばは自然言語 natural language とよばれます。話しことばです。自然言語は社会の変化にともなって少しずつ変化します。少数民族の自然言語には消滅したものも少なくありません。アイヌ語などもそのようなことばです。ここでは日本語の話しことばを中心に話を進めます。

話しことばの音声の基本は音素 phoneme とよばれます。細胞の基礎になるものが遺伝子とよばれるのと同じです。日本語の音素は、/a/ /i/ /u/ などの母音や /h/ /k/ /t/ などの子音からなります。子音はわたしたちの耳には音としては聞こえません。音として聞こえるのは母音の5つと「ん /n/」です。子音は17種です。合わせて23種の音素です。日本語の子音は母音と組み合わさって音として聞こえてきます。「カ、キ、ク、ケ、コ」や、

「サ、シ、ス、セ、ソ」などの五十音と、ガ、ザ、ダ、バ、パ行の濁音や半濁音です。日本語の音素は英語の45種にくらべてはるかに少ないのです。

音素が組み合わさって発音可能となった音声の基本単位は音節syllableとよばれます。日本語の音節はアルファベット圏の音節と異なって長短や強勢のあることが特徴です。アルファベット圏でつかわれる音節の概念とはこの点で少し異なります。そのため、日本では音節ということばより音韻ということばが一般的につかわれています。本書でも音韻をおもにつかっています。しかし、音韻を構成する音に長短があることはモーラmora（拍）という概念との関係が微妙になります。モーラは音の長さが一定なのです。「東京」をローマ字で書くと「tokyo」になりますが、「to」も「kyo」も音韻の音は長くなります。この2つの音韻をモーラで書けば、/to/o/kyo/o/となり4モーラとなるのです。日本語の「お」という字は「お」だけでなく、「おう」、もしくは「おお、おー」と長い音声になる場合もあるのです。なお、モーラの拍の概念は俳句の五・七・五や和歌の五・七・五・七・七での音を考えると理解しやすくな

東京（とうきょう）	………	1単語
「とう」「きょう」	…………	2音韻
/to//kyo/	…………………	2音節（英語発音：ときょ）
/to//o//kyo//o/	…………	4モーラ（日本語発音）
/t//o//k//y//o/	…………	5音素
		（4モーラの場合は、音素は7音素となる）

図2　日本語を分解する

単語とは意味をもつことばをいいます。単語は句や文を構成する単位です。「日本」や「さくら」です。「日本」と「語」のように複数の単語が合わさる合成語（複合語）もあります。

単語は分解され、「あ」や「た」のような音節になります。音節の音の長さは一定です。ただ、日本語の音節には最後に母音がつくため「音韻」ともいわれます。
日本語の「あ」や「お」には音を長くしてつかうことがあり、モーラmora（拍）の概念で考えると長い1音節は2モーラとなります。アメリカ人の中にはtokyoと書かれたローマ字を「ときょ」と読んでいるひとがいます。日本人が話す「とうきょう」はモーラで書けばto/o/kyo/oなのです。

ります。この音は拍に一致します（図2）。

また、日本語の中には特殊な音として拗音、促音、撥音があります。拗音はキャ、シャ、チャなどで子音／半母音／母音からなっています。ここでもローマ字の「kyu」は「きゅ」と「きゅう」に分かれ、1音韻で2モーラの場合が生じてきます。促音は「あっさり、しっかり」などにみる小さな /t/ をさします。この音は聞こえません。したがって、無音のモーラとなります。「あっさり」は4モーラです。撥音は「とんとん、にほん」などの /n/ です。これは微妙な音ですが、耳には聞こえています。また、ローマ字での /ji/ は「じ」と書いたり「ぢ」と書いたりします。/zu/ も「づ」と「ず」と2つの文字になります。文部科学省は「じ」と「ず」を優先してつかうことにしています。しかし、語源から考えると例外が少なくありません。

また、助詞にはひとつの文字が2つの音韻になることがあります。「は」という文字は、「ha」と読みますが、〝わたしは〟となると「wa」と読みます。「へ」も「he」と読んだり、「e」と読んだりします。「お」と「を」の間も微妙です。ともに音韻としては /o/ と公式には書かれていますが、〝○○くんを紹介する〟では「wo」や「uo」と発音します。しかし、これらの特徴は理屈ではなかなか教えにくい問題があります。子どもたちへは習慣として教えることになりましょう。

音韻が組み合わさると単語 word になります。「サ」と「ク」と「ラ」が組み合わさって「サクラ」という単語になるのです。単語はさらに組み合わさって句 phrase になります。「サクラノハナ」です。俳句でつかう〝上の句〟や〝下の句〟と同じです。句はさらに組み合わさって文 sentence になります。「サクラノハナハキレイ」「キレイナサクラノハナ」です。文のレベルになると、その文は文法という法則に規制されます。助詞のつかい方で意味が異なってきます。「ハナガキレイ」と「ハナハキレイ」では意味が異なります。文が集まって全体としてまとまった内容になると文章writingとなります。ちょうど遺伝子から細胞ができ、さらに筋肉や骨などの組織になっていくのと同じ原則です。なお、文と文章の区別は紛らわしく、文は短文とも単文とも書かれています。ここでは文としています。

赤ちゃんが誕生したとき、赤ちゃんの脳には100種類ほどの音素の基礎となるものが準備されていると考えられています。しかし、この音素は乳児期につかわれないと永久に失われていきます。すでに述べましたように日本語の音素は英語などにくらべて数が少ない特徴をもちます。そのため、日本人には「r」と「l」の区別ができないという弱点が生まれました。しかし、日本人の乳児ではこれを区別できる能力が確認されています。これは脳波を利用した事象関連電位の研究で確認されているのです。日本語の音素の少なさは日本に渡ってきた民族のつかうことばの音素の少なさが背景にあったようです。

4. カナとかな

「カナ」も「かな」も漢字では仮名と書かれます。「名」はもともと文字という意味でした。なぜこれらの文字がつかわれたのかについてはきちんとした説明はありません。借りてつかう文字、すなわち漢字の補助記号であったとする意見が多いようです。そのとおりでしょう。

カナ文字は、漢字の一部や全体を利用してつくられたといわれています。たとえば、「イ」は漢字の「伊」の偏《へん》を、「チ」は「千」を簡略化してつくられたようです。一方、かな文字は漢字の草書体を変形させてできたと説明されています。「安」は「あ」に、「以」は「い」になりました。これらの文字がつかわれはじめたころ、カナ文字は男性が、かな文字は女性がおもにつかう傾向があったようです。したがって、かな文字は女手《おんなて》ともいわれています。たしかに世界的な文学書となった『源氏物語』や『枕草子』の作者は女性です。

カナ文字やかな文字がつかわれるようになった時代については、カナ文字は万葉仮名から漢語を読む補助記号として奈良時代よりつかわれています。それに対して、かな文字は少し遅く、平安初期からつかわれはじめたようです。

カナ文字とかな文字が発展する歴史にはその経緯にも差がみられます。カナ文字は五十音の整理、すなわち音韻による文字研究の歴史とふかく結び付いています。カナ文字にはアイウエオに始まる音韻区別の歴史があります。五十音の基礎をつくったのは、天台宗の僧、明覚《みょうがく》といわれています。明覚は平安時代後期に『反音作法《はんおんさほう》』（1093年）という書によって、五十音が「アイウエオ」の五字の母音と9字の子音によって組み立てられることを明らかにし、その配列にも触れています。今日、わたしたちがつかっている五十音は明覚の書を基本にして江戸時代に完成することになります。

一方、かな文字はやまと歌とよばれる和歌の歴史とふかく結び付いています。かな文字をつかった最初の書は紀貫之の『土佐日記』（935年？）といわれています。やまと歌にはいろは歌や、君が代のもとになった歌などもあり、その書体であるかな文字は情緒的な印象をつよくもつようになりました。そして、かな文字は日本文化の中で次第に比重を増やしていきました。谷川俊太郎は、カナ文字はあかるく叫ぶ、かな文字はしとやかに囁くと詩に書いています。なお、かな文字も五十音にまったく無関係ということではなく、いろは歌は五十音を網羅していることでも有名であり、明治・大正・昭和初期の書籍の索引にはいろはによる検索の順序がしばしば用いられています。カナ文字、かな文字ともにその成立にはすばらしい歴史をもっています。

カナ文字もかな文字も基本は1文字が1音韻です。これらの字を正しく読むのは小学校の1年生からです。そして、つぎの漢字の学習はこのかな文字をベースにして学習していくことになります。

子どもの中にはこのかな文字と音韻がなかなか一致できない子どもがいます。コラム④で説明しているディスレキシア（dyslexia 読字障害）です。わが国では漢字の学習も早くから始まります。そのため、1～2年生でこの読字障害の子どもたちはきちんと指導されることがひじょうに重要となります。

5．日本の漢字

人類が文字をもったのは、紀元前4000年後半にメソポタミアを中心に繁栄したシュメール人の楔形文字に始まるとされています。しかし、この文字の意味はいまも解読されておらず原《げん》文字（proto-writing）といわれています。一方、中国にも紀元前1500年ごろの殷王朝時代に亀の甲羅や骨に文字が刻まれており、亀甲《きっこう》文字とか甲骨《こうこつ》文字とよばれています。これも漢字の原文字です。いま世界では、漢字のほかにアルファベットとよばれるラテン文字、ロシアやハンガリーなどのスラブ民族がつかっているキリル文字、アラビア半島などでつかわれるアラビア文字などがあります。話しことばの種類の多さにくらべると文字の種類はぐっと少なくなります。なお、南米のインカ文化は文字をもっていなかったといわれていますが、天文学で見事な文明をつくりあげています。天文学の基礎になる数学が脳の機能ではことばと兄弟関係にあるからかもしれません。

今日の中国や日本などアジアでつかわれている現代漢字はこの殷王朝時代の原文字から発展したものとなります。漢字が成立する基本は、「山」などの形を省略化した象形《しょうけい》文字、「上・下」の方向などを示す指事文字、

「鳴」などの口と鳥を合わせてつくられた会意文字、「河」などの意味と音韻を合わせた形声文字の４つがあり、さらに意味を転用した転注《てんちゅう》文字、音韻を合わせた仮借《かしゃく》文字などの６つの書き方によって成立しているとされています。これは六書《りくしょ》といわれます。なお、後の２つは漢字のつかい方であり、かならずしも成立上での基本ではありません。

漢字の基本は字形が意味をもつ表意文字です。「氵」は水、「灬」は火を意味します。しかし、時代の経過は漢字の読み方にも変化をみせ、一部に音韻を重視する読み方も含まれるようになりました。これは意味と音とを合わせた形声文字の読み方によくあらわれています。そのため、このような複雑な字形では、左側をへん（偏）、右側をつくり（旁）とよび、一般に左側が意味を、右側が音韻をあらわすようになっています。このことは「魑《ち》魅《み》魍魎《もうりょう》」などの難しい漢字も右側の字から簡単に読むことができるようになります。しかし、同じ形成文字でも「曖昧」は「あいまい」と読みます。「あいみ」とは読みません。複雑です。なお、日本でつかわれている漢字の60％は形声文字とされています。漢字を読めなくても意味は推測できる字が60％ほどあるということです。

漢字が日本に入ってきたのは、日本がまだ文字をもっていなかった後漢時代（西暦２～３世紀ごろ）の中国との交流からでした。『後漢書』によれば西暦57年に日本の倭の国王に有名な金印が授けられています。しかし、このころに中国から入ってきた漢字の書は、日本人には読めず、中国から渡ってきた渡来人とよばれる漢人たちによって読まれていたようです。日本人はまだ字の目的である情報を伝える文字として利用することができませんでした。

漢字が日本の文字文化に影響を与えたのは仏教経典でした。仏教経典の原典となる書は表音文字である古代インドのサンスクリット語（梵語）で書かれています。中国ではこの翻訳書をつくるために、表意文字の漢字に加えて一部の字を音読みで転用しました。これが日本にもち込まれた仏教経典でした。日本人はこの漢訳仏典から漢字の表音読みを学習したようです。これが後の万葉仮名の創作につながったと考えられています。

漢字が日本のことばとして日本の外交や歴史の記録のために使用されはじめたのはずっと遅れ、隋唐の時代（西暦8世紀）になります。具体的には、『古事記』（712年）や『日本書紀』（720年）の時代です。金印が贈られた時代から600年ほども経っています。このころ、漢字の読み方には日本国内で話されていることばとの一致にさまざまな工夫がなされたようです。すなわち、漢字の訓読みが始まったのです。また、ここに独創的ともいえる万葉仮名からカタカナが生まれることになりました。その代表が『万葉集』となります。『万葉集』が編集された年代は不明です。759年以後に編集されたとされています。現在、学校で漢文の訓読みにつかわれているヲコト点（レ）（乎古止点）も9世紀の平安時代になって漢文につかわれるようになっています。

わが国の文字の歴史は以上のように中国からの漢字の移入を発端にして600年にわたる先人たちの努力によって漢字の日本語化を確立したのです。カナというシステムの文字、かなという情緒の文字、漢字という表意と訓読みの文字という3つの文字をつかいわける世界に類をみない文字文化をもつ国になったのです。これは先に述べたディスレキシアの頻度がわが国に少ないという特徴もつくっています。

ルーマニアの思想家シオラン（Cioran, E.）は、祖国とは国のことばであると述べています。国のことばとは民族のことばなのです。国語教育とは民族のことば、すなわち、民族の思いを教えることにつながります。

第2章

ことばをあやつる脳
——脳の概略——

本章で学ぶこと

本章では、ことばや文字にふかく関係する脳の構造と機能の概略を説明します。ことばや文字を脳が処理していくメカニズムを理解する上でこの章はどうしても避けて通れないからです。

図3では、肉眼的にひとの脳神経系全体の構造を概観します。

図4、図5、図6では、ことばの機能で重要な大脳の構造と機能を説明します。

図7では、脳をつくっている神経細胞のミクロの構造と機能を説明します。以上がことばに関与する重要な脳の構造となります。

図8と図9では、ことばや文字を脳が受け止める玄関口である聴覚と視覚の入力ルートを説明します。図8は音声が耳の鼓膜から脳へ、図9は文字の光が目の網膜から脳へと進むルートです。ここには情報伝達の上での巧妙な仕掛けがセットされていることを理解してください。

図10では、赤ちゃんの脳がどう成長していくのかを理解する脳のミクロの変化を説明します。神経細胞同士が情報伝達のルートを網の目のようにつくっているのです。神経回路網の充実とよばれる変化です。第4章の乳幼

児がことばをどう学んでいくのかを理解する上で重要な神経組織の変化を理解する基礎知識となります。

以上はいずれもことばと文字が使用されるメカニズムを理解する上で重要な脳の知識です。残念ながら、ここには専門用語がしばしば入ります。図の理解も難しいかもしれません。難しい用語は読みとばしてください。あとで理解しにくい単語がでてきたときに振り返っていただければ結構です。しかし、ここでの説明は第3章以降にもしばしば関係してきますので努力もしてください。

1．マクロからみる脳（図3、4、5、6）

脳神経系は、中枢神経系と末梢神経系、そして自律神経系の3つの系に分かれます。ことばの機能としては中枢神経系が中心になります。

図3では中枢神経系全体を概観します。中枢神経系は大脳《だいのう》、間脳《かんのう》、脳幹《のうかん》、小脳《しょうのう》、脊髄《せきずい》の4部門からなります。間脳の大部分は視床《ししょう》が占めていますので、以後本書では特別の場合でないかぎり視床と書いていきます。それぞれのおもな機能については図3の説明のとおりです。なお、臓器移植で話題になる脳死とは脳幹から上位の脳が死亡していることを意味します。

大脳は左右の半球からなります。図4は大脳半球の表面です。表面は神経細胞で満たされ、皮質《ひしつ》とよばれます。皮質は脳溝とよばれる溝によってコンパクトに縮められています。1909年、ブロードマン（Broadmann, K.）は表面に見えるこの脳溝を利用して皮質を50ほどの領域にわけ、番号をつけ、分野と表現しました。ブロードマンの脳地図としていまも利用されています。まだ脳皮質の機能が完全にわかっていないからです。本書でも皮質の限られた領域を「野：area」と表現しています。皮質の中のある部分という意味です。皮質は灰色をしており、4~5ミリの厚さです。

大脳半球は、シルビウス裂 Sylvian fissure と中心溝とよばれる大きな2つの溝で前頭葉、側頭葉、頭頂葉がわけられています。後頭葉はブロードマンの17・18・19野で区分されています。合わせて4部門にわけられることになります。

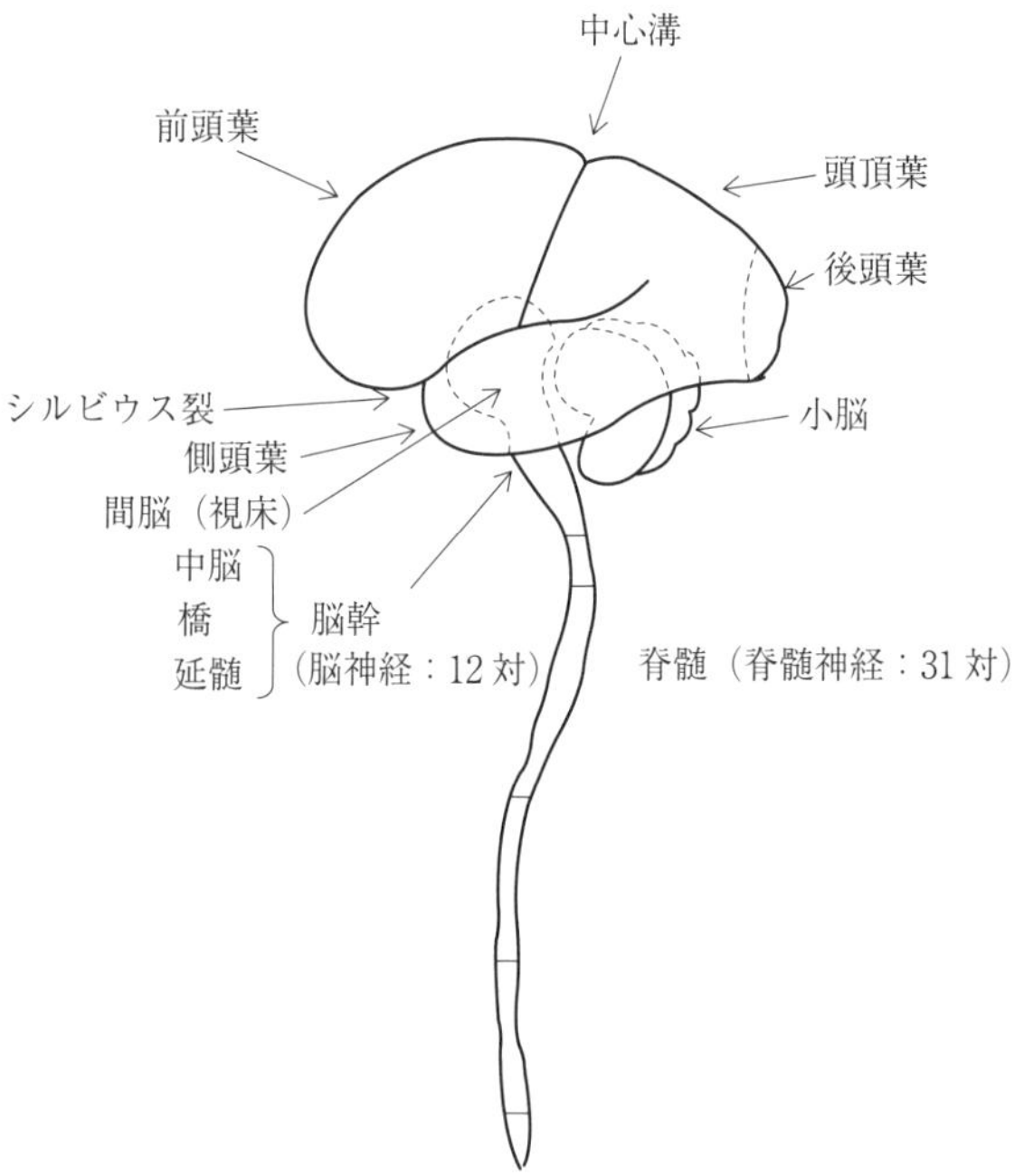

図３　神経系の概略図

神経系は、中枢神経系、末梢神経系、自律神経系の３つの系統に分かれます。本書では中枢神経系の説明がおもになります。

中枢神経系は大脳《だいのう》、間脳《かんのう》、小脳《しょうのう》、脳幹《のうかん》、脊髄《せきずい》からなります。大脳の重さは大人で約 1,300g です。生まれたときは 400g です。生まれると脳は急速に大きくなり３歳で大人の 75%の重さになります。

間脳の大部分は視床です。自律神経系の中枢となります。

脳幹は中脳《ちゅうのう》、橋《きょう》、延髄《えんずい》の３部門からなり、呼吸や心拍、意識を担当しています。

小脳は姿勢や運動の制御と記憶の一部を担当します。

脊髄は５つ（31 対）の末梢神経をつかって身体のすべての情報を集め脳に送り、逆に、脳からの情報を末梢の筋肉などに伝えています。なお、脳幹からの 12 対の末梢神経は脳神経とよばれます。

機能的には、皮質は感覚野、運動野、連合野の３部門にわけられます。図４の濃い灰色部分が感覚野と運動野です。一般に一次感覚野、一次運動野とよばれます。外部からはじめに感覚刺激を受ける感覚野と最終的に行動を出力する運動野です。家でいえば玄関口に当たります。

連合野は図４の灰色部分と白い部分です。家の中を意味します。連合野は動物の進化にともない発展してきました。とくに白い部分はひとだけがもっている脳の部分です。各部分（野）は部屋となり、機能を分担していま

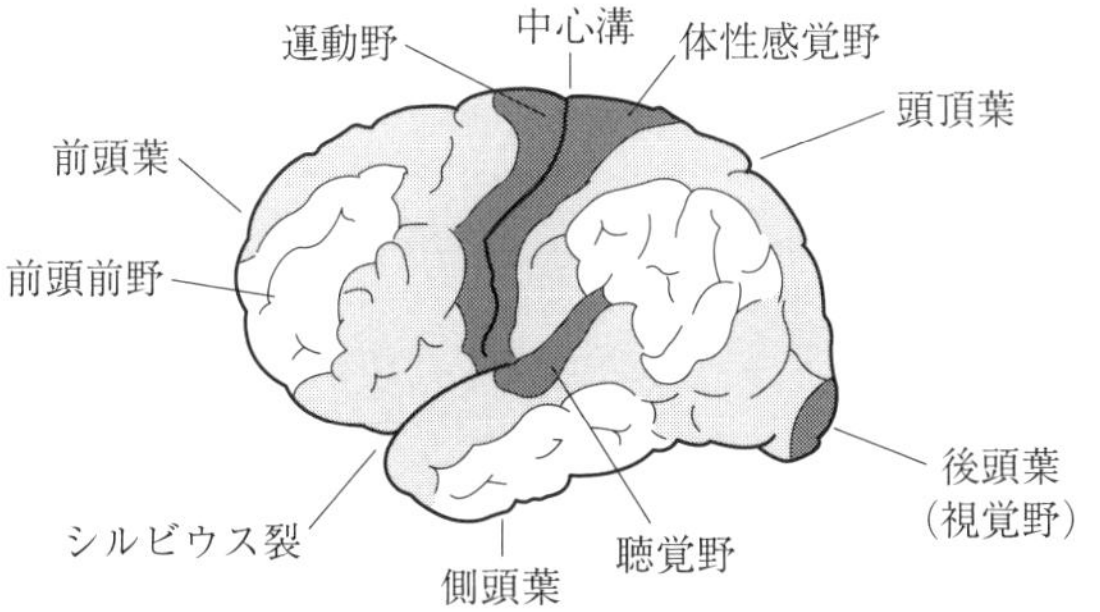

図４　大脳の表面

大脳表面は神経細胞の集合体で皮質とよばれます。大脳は左右の半球に分かれます。それぞれの半球は前頭葉《ぜんとうよう》、頭頂葉《とうちょうよう》、側頭葉《そくとうよう》、後頭葉《こうとうよう》の４つに分けられます。大きな２つの溝である中心溝《ちゅうしんこう》とシルビウス裂によって後頭葉を除き肉眼で分けられています。

大脳は機能的に感覚野、運動野、連合野の３つにわけられます。感覚野は五感から入ってくるすべての情報を感知します。運動野は脳からの指令を行動として表出します。両者は図の黒い部分で脳の玄関口です。入り口と出口になります。

連合野は感覚野と運動野をとりもつ領域です。図の灰色と白い部分となります。連合野は動物の進化にともなって大きくなっています。新皮質ともよばれます。情報の理解や判断、行動計画などの統合的な処理を担当する部位です。連合野の中の白い部分はひとの大脳にのみ存在する領域で、もっとも進化した領域です。新々皮質ともよばれます。後部頭頂葉の白い部分は感知したものの高度な情報処理、側頭葉のそれは言語処理、前頭前野のそれは思考、判断、創造などの処理を担当します。前頭前野はもっとも重要な脳のセンターです。

す。大脳の左半球と右半球もそれぞれに得意な機能を分担しています。たとえば、ことばや文字を扱うのは97%のひとでは左半球です。

ひとだけがもつ白い部位は大きく3つに分かれますが、前頭葉の連合野がもっとも大きく、大脳の30%を占めます。ここには計画、思考、創造など脳の重要な機能が集中し、前頭前野とよばれています。脳の司令塔です。

図5は、大脳を正面からみる断面図です。左右の両半球が見えます。それぞれの半球は図に説明されているように機能の面で得意とする領域があります。図の説明は音楽での特徴です。両半球は脳梁《のうりょう》とよばれる神経線維の束でつながっています。左右の情報は一瞬にして交換され反応を的確に調節しています。

大脳の内部は白質とよばれます。皮質にくらべ白く見えます。そこは情報を伝える神経線維で満ちており、皮質の神経細胞はこれにより相互に連絡しあっています。また、皮質は身体のすべてと末梢神

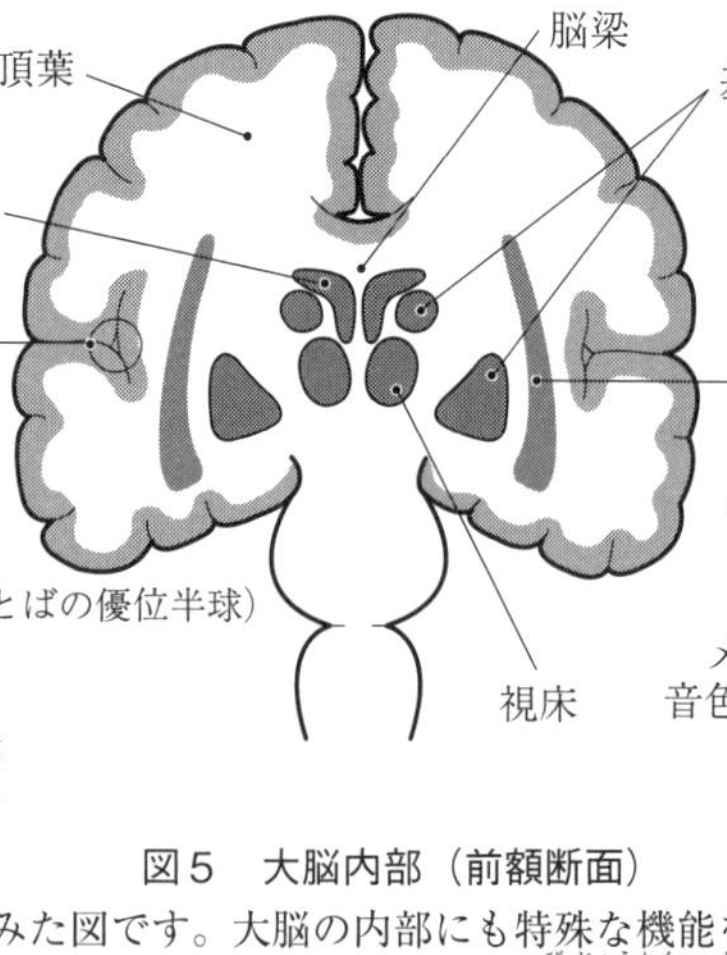

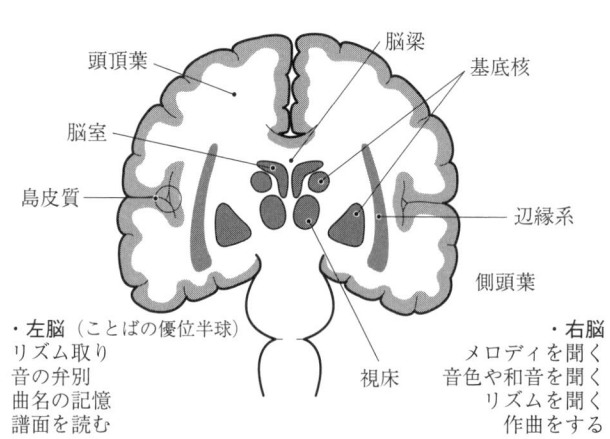

図5　大脳内部（前額断面）

大脳を前から割ってみた図です。大脳の内部にも特殊な機能をもつ神経細胞群があります。ひとつは、基底核《きていかく》とよばれる神経細胞群です。尾状核《びじょうかく》、淡蒼球《たんそうきゅう》、線条体《せんじょうたい》、黒質《こくしつ》などがあります。主として運動や姿勢の微妙な調節を行っています。パーキンソン病などの病気と関係します。あとひとつは、視床とよばれます。視床は感覚・運動の中継地で、大脳皮質から送られていく下行性情報、脊髄から上がってくる上行性情報をそれぞれに処理しています。また、視床は自律神経系と内分泌系を支配し、視床下部をとおして内分泌系と自律神経系をコントロールし、生命機能を維持しています。

経系をとおして情報の連絡をしています。家でいえば、廊下や階段のような役目です。

なお、左右の大脳半球は四肢の反対側とつながっています。左の手足の運動や感覚の機能は右側の大脳につながります。右の大脳に損傷が生じますと左の手足にまひが生じます。この神経線維の交差は脳幹のところで行われています。

大脳の内部にも神経細胞の集団があります。基底核《きていかく》と視床とよばれています。

基底核は主として運動系の微妙な調節に関与しています。筋肉の緊張度や巧緻性に関与します。くわしい機能については図5の説明を読んでください。

視床は大脳と脊髄の間にあって、大脳と末梢器官からの情報を相互に振り分ける脳全体の機能の中継点となっています。聴覚や視覚の情報もここで中継されています。また、身体全体の情報を把握し、調節しています。とくに、視床下部は血圧などの自律神経、内分泌系の調節のセンターです。視床下部の先端にある下垂体からいろいろなホルモンを分泌させ身体の環境を自動的に調節しています（図6参照）。ホメオスタシス homeostasis とよばれます。大脳が動物系の神経とよばれるのに対して視床は植物系の神経ともいわれます。

なお、大脳半球の内部には側脳室や第3脳室などとよ

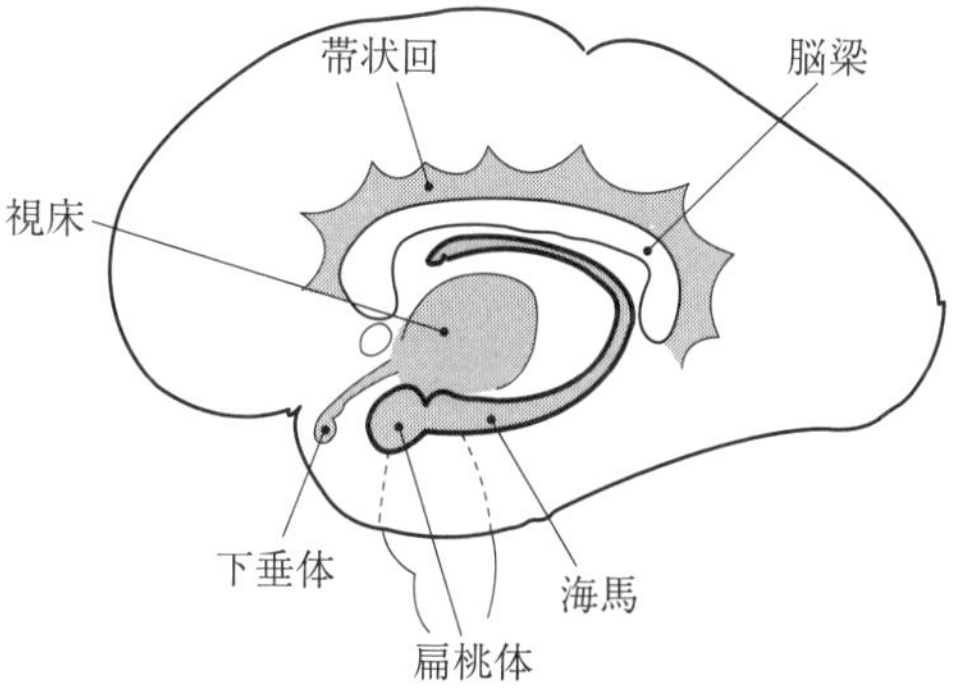

図6　大脳内面（正中矢状断面）

左右の大脳半球は2～3億本からなる神経線維で相互に結ばれており、脳梁とよばれます。両半球の情報は瞬時に相互に連絡しあい情報を共有しています。なお、脳梁は図5にも見えています。

左右の大脳半球の内側面は発生的に古い神経細胞群からなり、辺縁系《へんえんけい》とよばれます。本能の機能を受けもち、すべての動物がもっています。帯状回《たいじょうかい》は情動を、海馬《かいば》は記憶を、扁桃体《へんとうたい》は感情を担当します。

ばれる水溶液を貯留している部屋があります。脳室ではたんぱく質や糖、電解質をわずかに含む透明の脳脊髄液がつくられ、これは脳表に流れ、循環し、かつ脳を浮かべています。

図6は、大脳半球の内面を見ています。内面は発生的に古い神経細胞からなる組織集団です。辺縁系《へんえんけい》とよばれます。辺縁系には本能に関与する機能が集まっています。海馬《かいば》は記憶、扁桃体《へんとうたい》は感情、帯状回《たいじょうかい》は情動の機能にそれぞれが関与しています。これらは動物にもあり、動物が生きる上での重要な細胞集団です。

2. ミクロからみる脳（図7）

図7は、左に1個の神経細胞が描かれています。神経細胞は、胴体となる細胞体、手足となる軸索《じくさく》 axon、手指の役目をする樹状突起《じゅじょうとっき》の3つの部門からなっています。全体がニューロン neuron とよばれます。

樹状突起の先端には指先にあたるシナプス synapse とよばれる窓口があります。右の拡大図です。シナプスはニューロン同士が情報交換をするところで、脳の機能でもっとも重要なところです。

情報伝達は、細胞体が軸索を通して自らの興奮をシナプス先端に送り、そこで待機しているシナプス小胞の膜を破り、その中の化学伝達物質を隣のニューロンに送り出すことで行われます。興奮は、電気刺激（活動電位）と化学伝達物質によって伝えられるのです。情報の内容は使用される化学伝達物質と受けとる細胞側の細胞膜にある受容体の性質によってさまざまな内容になって伝えられることになります。つぎの細胞に対して興奮する刺激を与えたり、抑制する刺激を与えたりします。結果として、いろいろな特色をもつ反応を脳につくるのです。機能の多様化です。ストップをかけたり、ゴーサインをだしたりします。これらの複雑な組み合わせによって

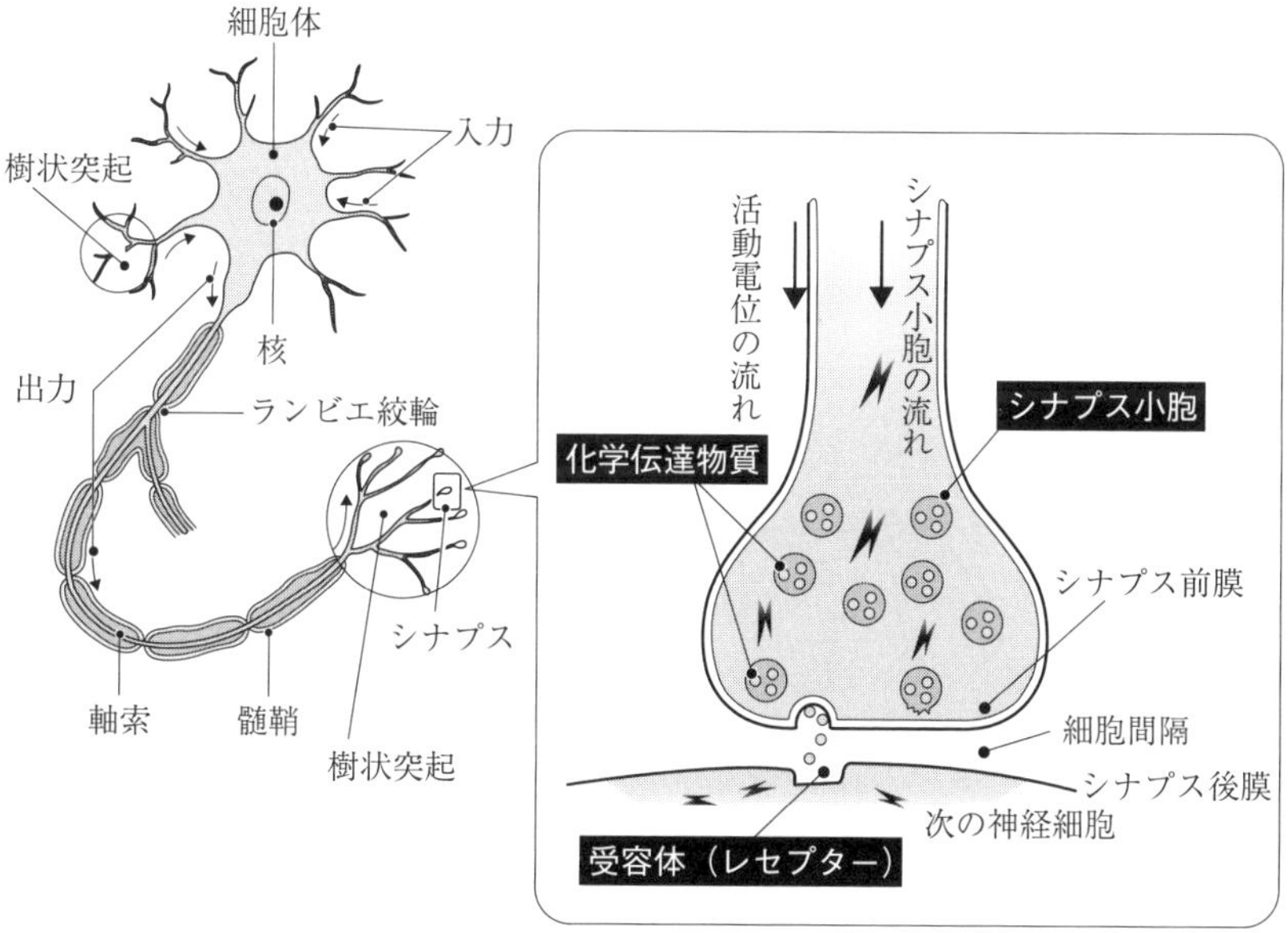

図7　ニューロンの構造と機能

神経細胞は特異な構造と機能からニューロンとよばれます。3つの部分に分かれます。細胞体、長い腕の軸策《じくさく》、先端で木の枝にようになっている樹状突起《じゅじょうとっき》です。軸索は長いものでは1mほどになります。

軸策の周囲は髄鞘《ずいしょう》とよばれる脂質の膜で覆われ、所どころで軸策を露出しています。この露出部を利用して細胞体の電気興奮は1秒に40～50mほどのスピードで飛び石を飛ぶように移動し、樹状突起の先端に送られていきます（左図）。

樹状突起《じゅじょうとっき》の先端には隣のニューロンとの間にシナプスとよばれる情報交換の窓口をつくっています（右図）。情報の伝達はアセチルコリンやドパミンなど100種類を超える化学神経伝達物質によって行われます。

この神経伝達物質は細胞体内でつくられ、シナプス小胞とよばれる袋に包まれてシナプス先端に送られ待機します。電気興奮が軸策を伝わって先端に到達すると小胞は破られ、伝達物質がシナプス前膜から放出され、シナプス後膜の受容体《レセプター》に取り込まれ興奮が伝えられます。伝達物質の種類と受容体の種類によって伝えられる内容は興奮や抑制などいろいろな情報になります。この受容体の異常はうつ病や統合失調症などさまざまな精神疾患と関係しています。

ゴーサインにもいろいろな性格が与えられ、ストップにもいろいろな反応があります。歩くゴーサインか、走るゴーサインかです。また、殴りかかるか、逃げるかです。これはちょうどコンピューターと似たシステムです。

3．耳と目から脳へのルート（図8、9）

図8は、音の入力ルートです。すべての音は左右の耳から入ってきます。音は音波とよばれる空気の振動波です。音声も音波です。その音波は、耳の中を外耳、中耳、内耳と順に奥へと伝えられます。外耳は鼓膜、中耳は耳小骨、内耳はカタツムリの形をした蝸牛《かぎゅう》に音は振動波として伝わります。耳小骨の振動はさらに蝸牛の中に満ちているリンパ液に伝えられ、音波は水の振動に変わります。要約すれば、空気の振動は最後に水の振動として伝えられていくのです。なぜこのような複雑な過程をとるのかは、人類も水の中に住む魚から陸にあがってきた生物だからです。空気の振動を水の振動に変えなければ伝えられないという動物進化の宿命が残っているのです。なお、ここのルートの障害は伝音性難聴とよばれます。

蝸牛の中のリンパ液には聴覚神経につながる細胞からの細い触手がゆらゆらと浮かんでいます。この触手が水の振動をキャッチします。この振動は蝸牛神経の興奮に変わります。興奮は神経細胞を包んでいる細胞膜の内と外との電位が変化することで生じます。脱分極とよばれる化学的・電気的な変化です。すなわち、物理的な情報はここで化学的・電気的な情報に変えられるのです。ここでの障害は感音性難聴とよばれます。

蝸牛神経の興奮は、脳幹にある蝸牛神経核に送られます。ここで右耳と左耳からの音は混合します。この混合は片方の鼓膜がつかえなくても音を聞くことができるという利点と、両耳からの信号が脳に届くまでの時間差から音がどの方向からきているのかをキャッチすることになります。なお、脳幹の神経細胞の興奮は5ミリ秒ほどの潜時で確認されます。これを利用して難聴の検査が行われています。

脳幹の蝸牛神経核の興奮はさらに脳幹の上部にある視床に伝えられていきます。ここには内側膝状体《ないそくしつじょうたい》とよばれる聴覚神経系の細胞群があり、ここで音は2つのルートに分けられ、さらに進むことになります。ひとつは大脳表層の聴覚野です。あとひとつは本能の脳である辺縁系の扁桃体です。聴覚野で音は感知されることになりま

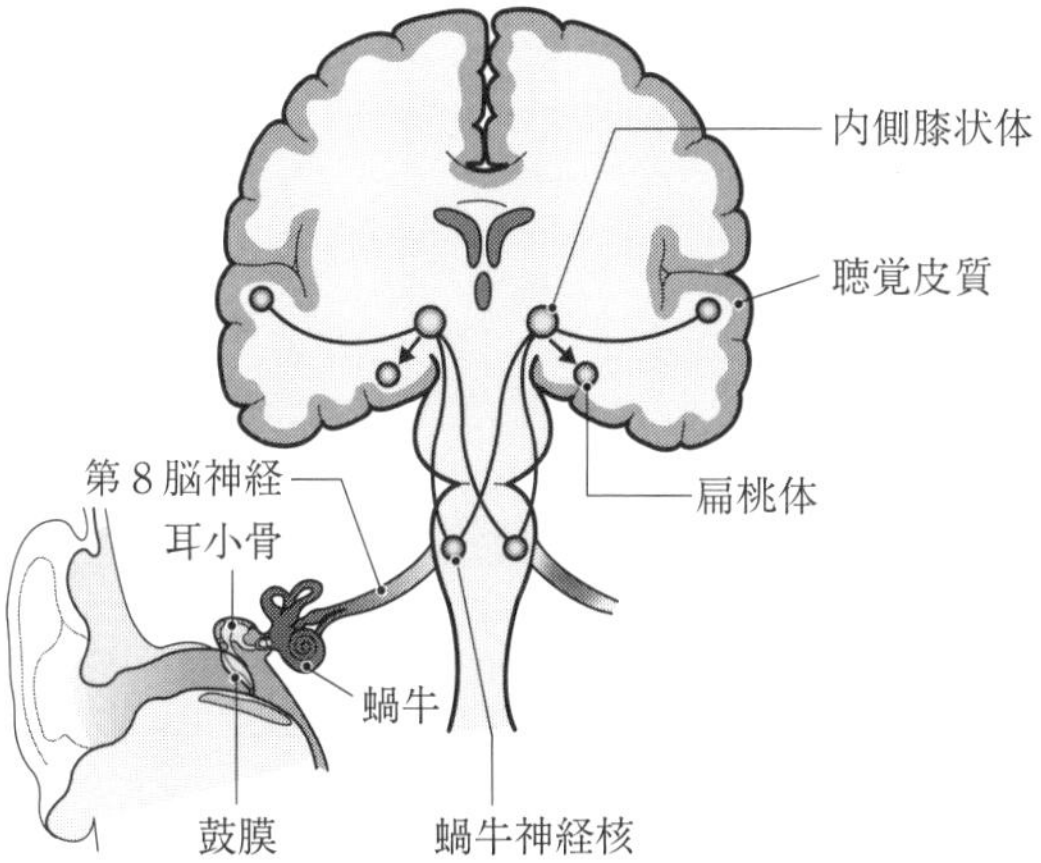

図8　音の脳へのルート

ことばの音は音波です。音波は周波数がヘルツHzで、強さ（音圧）がデシベルdBで表示されます。普通の会話は60dBです。バイオリンのもっとも細いA線は440Hzの音をだします。しかし、楽器の音には倍音が混合しておりこれが音色をつくることになります。なお、日常の騒音はホーンphonで表示されます。

難聴のため教育支援が必要な子どもは30dBを超える場合とされています。30dBは軽度難聴とされ普通の声がささやき声にしか聞こえません。難聴が50dBを超えるとことばの発達に影響がでてくると考えられています。

音波は本文に記載されているように鼓膜《こまく》→耳小骨《じしょうこつ》→蝸牛《かぎゅう》の順に伝わります。この振動に蝸牛神経が反応し、電気興奮となります。この興奮は8番目の脳神経（第8脳神経とよばれます）を伝わって、脳幹の聴覚系神経細胞に送られ、さらに視床の内側膝状体《ないそくしつじょうたい》に送られます。ここで情報は辺縁系と側頭葉（上部）の聴覚野に分かれて送られます。辺縁系に伝わった音は情動的な情報として感知され、側頭葉に伝わった情報は音として感覚され、さらに優位半球（主として左半球）のウェルニッケ領域にまとめられ、ことばの音として知覚されます。

す。感覚 sensation のレベルです。しかし、このレベルではまだひとの声とは判断されていません。ここから音の情報が優位半球の聴覚野に集められることで音声として知覚 perception されることになります。一方、辺縁系に入力された音はその大きさや高低から情動の音として知覚され、記憶されていくことになります。怖い音ややさしい音としての知覚です。

図9は、光の入力ルートです。外からの光はまず目の網膜《もうまく》に入ってきます。光の信号は網膜細胞で受けとめられます。網膜細胞は神経系の細胞です。網膜細胞の興奮は、視神経をつたって後頭葉の視覚野に送られ、感覚されることになります。

この途中には重要なところが1カ所あります。視交叉《しこうさ》という部位です。ここで視神経の神経線維は半分ずつに分けられます。網膜の外側で受けた光の信号は同側の脳に、網膜の内側で受けた光は反対側の脳に入力されていきます。これにより左右の網膜で受けた光は左右の視覚皮質に平等に入力されていくことになります。耳からの音が脳幹部で相互に交流したように光も一方の網膜が失明しても見えることになります。

また、視交叉に隣接している神経細胞群は夜と昼の光量の変化を近くの松果体とよばれる器官に伝えています。松果体は内分泌の器官です。夜になり、網膜からの光の刺激がなくなると松果体はメラトニンとよばれるホルモンをつくりはじめ、分泌します。メラトニンは脳幹の細胞群に作用して眠気を誘導することになります。この脳幹の細胞群は脳幹網様体賦活系とよばれます。夜に眠くなるのはこのメカニズムによっています。これにより昼と夜のリズムがつくられます。これは概日リズム（サーカディアン・リズム circadian rhythm）とよばれています。このリズムは睡眠・覚醒だけでなく第8章で述べる記憶とふかく関係することになります。

視床に送られた光の信号は外側膝状体《がいそくしつじょうたい》とよばれる細胞群で受け止められます。入力されてきた光はここの大小6種の細胞で受け止められます。それぞれの細胞はこの光をその性質ごとに反応し、それを後頭葉の視覚野に送っていきます。図9の説明のとおりです。大きい細胞群は形の大小や動きなどの視空間の認知情報を担当し、小さい細胞群は物体の判断や文字の字画分析、顔の表情などを見分ける機能を担当します。

なお、左右の目の視野は視交叉で視神経が分割される影響で右側から入ってくる光は左の脳の視覚野に、左側から入ってくる光は右の脳の視覚野に映像されることになります。左の後頭葉に障害を受けたひとは右側からの

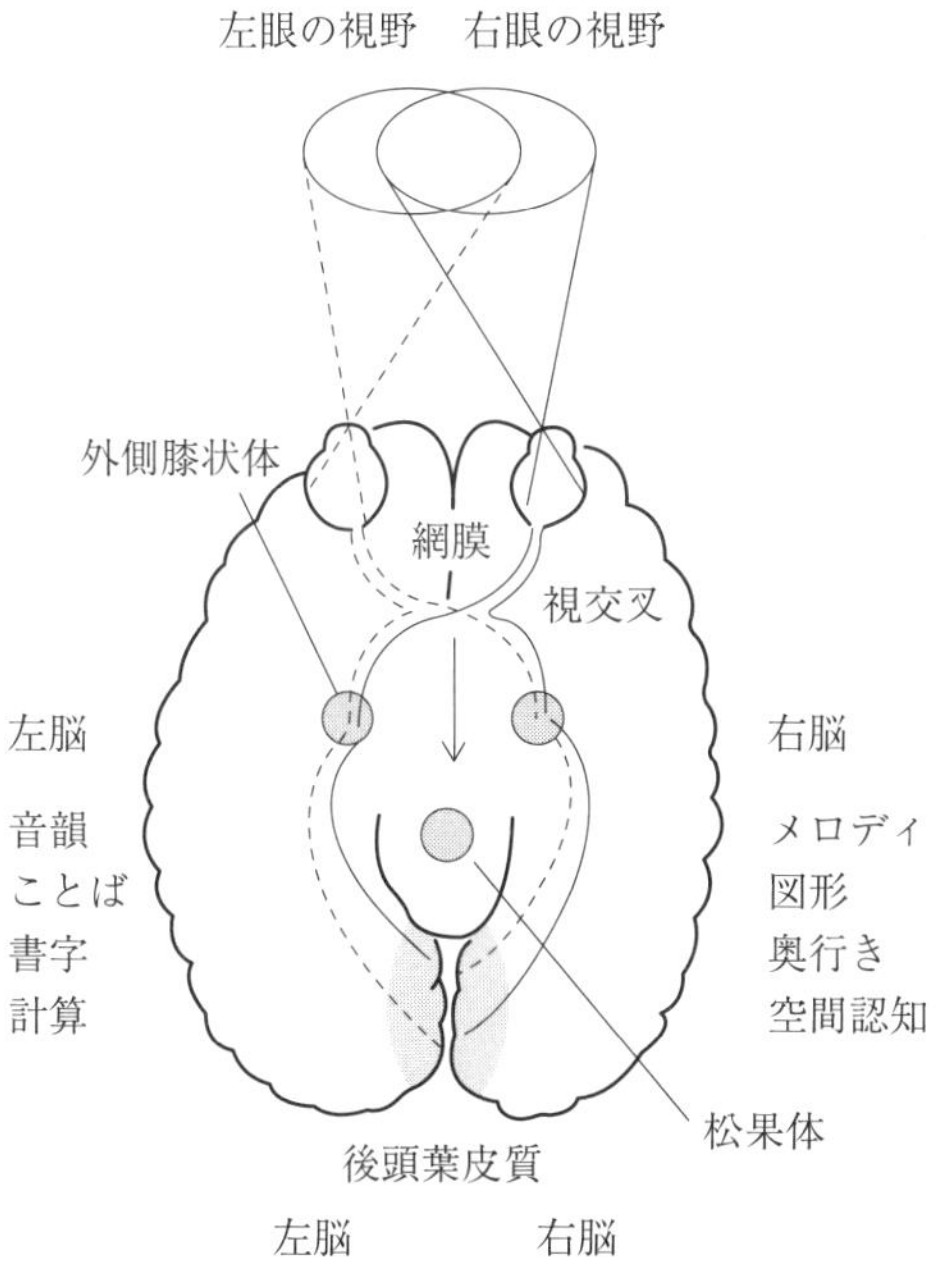

図9　視覚の脳へのルート

外からの光は両眼の網膜《もうまく》細胞で電気信号に変換されます。この網膜細胞の興奮は2番目の視神経（第2脳神経とよばれます）をつたって視床の外側膝状体《がいそくしつじょうたい》をとおり、後頭葉の視覚野に光の映像を写すことになります。

視神経は網膜から視床にいく途中、脳底部の中央で交叉します。視交叉《しこうさ》とよばれます。ここで両眼からの視神経は網膜の内半分の情報を対側の視覚野に、外半分の情報を同側の視覚野に送ります。これにより左右の網膜からの情報は共有されます。

外側膝状体には6種類の異なった大きさの細胞群があり、大細胞系は物体を視空間的に認知し、小細胞系は色彩や形体として認知します。なお、奥行きは眼球を動かす輻輳《ふくそう》機能《きのう》により知覚されます。なお、外側膝状体は辺縁系にも情動系の情報を送っています。

光が見えにくく、右の後頭葉に障害を受けたひとは左側からの光が見えにくくなります。このことは片まひの脳障害をもつ子どもには注意してあげねばなりません。障害を受けた半球の反対側からの光を受けにくいのです。視覚野（皮質）に入力された光もはじめは感覚のレベルです。ここから周辺の二次視覚野へと情報が広がるともに知覚のレベルとなっていきます。視空間的な認知、表情認知、字形の認知などとなります

4．成長にともなう脳の変化（図10）

3歳までに子どもの能力は驚くほどのスピードで進みます。生まれたとき頸もすわらず、寝返りもできなかった赤ちゃんが走るようになり、エンピツをもって丸を書き、靴をはき、二語文を話し、ままごと遊びができ、色を区別するようになります。「三つ子の魂百まで」ということばは3歳までの経験が終生に残るということだけではなく、3歳までにその後の一生をかけて使用する脳機能の基本ルートをつくっていることでもあります。

この発達はもちろん脳の成長によって可能になっています。それは神経回路網の充実です。顕微鏡では図10のとおり、網の目が急速に密になっていく現象です。

この成長は4つの変化で説明されます。軸索を包む髄鞘《ずいしょう》の充実、樹状突起の増加、シナプスの増加、そして、無駄なシステムの削除です。脳が急速に大きさと重さで増大する背景はこのミクロの変化の結果です。

まず髄鞘の充実から説明をします。図7に見えるとおり軸索を囲んでいる髄鞘は年齢を経るごとに何層にも重なって厚くなっていきます。髄鞘は脂質の膜からできており、細胞膜と外部組織との間で絶縁体の働きをします。軸索の表面は神経細胞体の膜と同じです。細胞体の興奮は細胞膜の外面と内面との電位の変化です。した

がって細胞が興奮すれば軸索が裸の場合は、先端まで同時に興奮してしまいます。ひとつの神経細胞に興奮がおこればほかの細胞も同時に興奮してしまいます。これでは脳の機能はなりたちません。外界からの刺激に適切な反応ができないからです。そこで、軸索は髄鞘という脂質の膜で軸索を覆い、ところどころに膜を露出させ、細胞膜の興奮が飛び石を伝っていくようにその興奮を先端だけに届ける方法をあみだしているのです。これにより細胞体の興奮は先端だけに伝わり、先端に待機している小胞体の膜が破られ、袋の中にある神経伝達物質をつぎの細胞に送ることになります。すでに説明しましたように伝達物質の種類とつぎのニューロンの受容体との性質によって情報はさまざまな性質に変えられてつぎのニューロンに送られることになるのです。

髄鞘の充実は部位により異なります。脳幹では、出生時にすでに70～80％ほどに充実しています。大脳の髄鞘化もＭＲＩの所見からは20歳ぐらいまでに前頭葉をのぞき成人とほぼ同じレベルになっています。前頭葉はもっとも遅く、50歳ぐらいまで成長は続くといわれています。髄鞘の充実とともに興奮の伝導速度は速

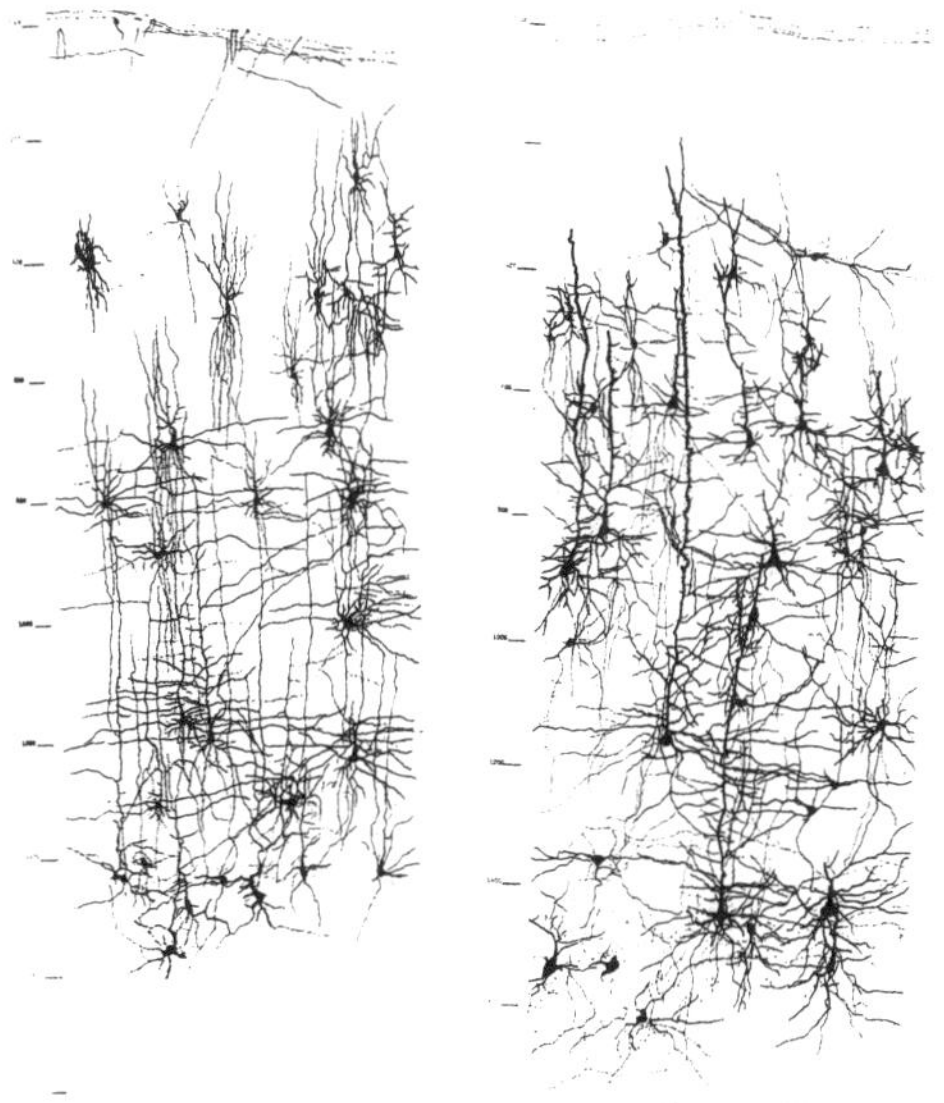

図10　樹状突起の成長

ゴルジ染色によって比較した新生児（左）と生後６カ月児（右）の大脳皮質の組織像です。細胞数に増加はありませんが、樹状突起のいちじるしい増加が認められます。樹状突起の増加は神経回路網の充実を意味します。すなわち、シナプスの増加を意味します。シナプスの増加は理解力や記憶量の増大につながります。（図はPediatric Neuropathology, 2007.の分担執筆者・高嶋幸男氏の好意によります。）

くなっていきます。スポーツ選手の運動機能が20歳でピークに達すること、創造性や人格の成長は50歳にいたることを想像すればこの充実の差は理解しやすくなります。

樹上突起の増加とシナプスの増加は、図10に見られるとおり網の目のような組織像が密に見えていく変化です。遊びや家族との会話の刺激が豊富になるにつれてこの回路網は密に成長していきます。樹状突起とシナプスの増加は隣の細胞との情報交換をさまざまに変化させることを可能にします。シナプス結合は外部からの刺激が多くなればなるほど増加していきます。耳に聞こえる音、網膜にうつる光、皮膚に感じる感触、味や匂いなど五感のすべてからの刺激によって生じる反応です。楽しい刺激、いやな刺激がそれぞれにシナプスに変化を与えていきます。このシナプスの増加は、反応する機能の多彩化とそれらを記憶する豊富さにつながっていくのです。

これは可塑性《かそせい》plasticityとよばれます。能力の発達する現象です。なお、この可塑性には刺激を感受しやすい時期があります。若い脳ほど感受しやすい傾向をもちます。このことについては、第4章の乳幼児はことばをどう学ぶのかで説明します。

脳には30億ほどの神経細胞があるといわれています。そして、1個の神経細胞には数十本の樹状突起が成長し、それぞれに数千から1万のシナプスがつくられていくといわれています。全体となると想像もつかないほどのシナプスの数になります。想像を超える情報交換のネットワークができていくのです。外部から与えられてくる刺激の質、量、内容、頻度などによってシナプスは複雑に組み合わさって反応をつくっていきます。たとえば、情愛のこもった豊かな刺激によっては穏やかな性格が、逆の刺激では荒々しい性格や不安定な性格をつくります。

この神経回路網を安定したシステムにするには、自然な環境のもとで片寄らない刺激が同時に与えられていくことが重要であるということになります。目覚めている赤ちゃんに保育器の上から声だけをかけているお母さんがいます。ぜひ、抱っこして目を合わせ、声をかけてほしいものです。抱っこしているお母さんの暖かい体温と肌の匂い、見つめてくれているお母さんのやさしい視線、ゆすられて身体に感じるリズムなどが脳の理解を助けます。これらの刺激はお母さんのやさしい声とともに赤ちゃんのすべての感覚器から入力され、視床を通して大脳の辺縁系と感覚皮質に伝えられていきます。音声は聴覚野に、目に見えたものは視覚野に、体温や動きは皮膚の感覚野に、そして、あたたかい雰囲気は本能の辺縁系に伝わっていくのです。

刺激を受けたそれぞれの神経細胞は樹状突起を伸ばし、シナプス結合により相互連絡の回路網を伸ばしていきます。正しい刺激が同時に与えられることによって回路網は正しくまじりあい共通のシナプス結合を育てることになります。神経回路網の成長は運動、社会性、理解力、視・聴覚などすべての機能の発達に関係していきます。それはニューロンの成長であり、ひとの能力や社会性の成長でもあります。

なお、この回路網の充実やシナプスの増加には素材が必要になります。この素材は赤ちゃんが生まれたときに過剰にもってきた神経細胞を利用しているのではないかと考えられています。赤ちゃんの脳は生まれるまでに１５０％を超えるほどの過剰の神経細胞をつくり、それらを整理しながら生まれてきているといわれています。過剰な神経細胞は乳幼児期に急に少なくなっているのです。この現象は過剰な神経細胞が自然に死亡していると説明されています。この自然の細胞死は、細胞の遺伝子に死のプログラムが組み込まれているからだと説明されています。これはプログラムされた死といわれ、英語ではアポトーシス apoptosis とよばれます。回路網の充実はこのアポトーシスによって素材が供給されシナプスや樹状突起がつくられていると考えられているのです。

しかし、刺激と反応が繰り返され神経回路網が充実するということは、その社会に多くの道路がむやみにできていくことではありません。一方において、神経回路網は効率化を求めても成長しているのです。無用な道路を減らし、有用な道路を充実させているのです。すなわち、効率の悪いシステムの削除です。この現象は刈り込みpruningとよばれます。たとえば、5つの刺激が与えられれば5つの反応で応えていた幼児の脳は、経験の繰りかえしとその結果を自己評価することにより、その効果を効率のよい回路網に成長させていくのです。不必要なシステムを削除して、必要なシステムを残し、スリムになり、より効果的な回路網に成長させているのです。幼い子どもはみんな多動です。しかし、小学校に入るころになると次第に落ち着いてきます。この現象は回路網の刈り込みによって生じています。最初の回路網の刈り込みは5～10歳を中心にして生じているとされています。この現象は情報の獲得と処理にかかわる脳の精神活動とされ、認知cognitionの成長とよばれています。刺激処理、反応処理、制御処理という3つの処理の成長です。これは脳が環境に適応していく過程と考えられ、ダーウィン（Darwin, C. R.）の名前をとりダーウィニズムDarwinismともよばれます。本書で説明することばや文字、国語の学習の基本的なシステムです。

なお、この回路網の刈り込みは20歳前後から再び第2波が起きるとされています。思春期からの刈り込みです。自我同一性の成長です。この刈り込みは、社会の中で自己の能力を適切に伸ばす修錬の時期に一致しています。スポーツ選手はそのスポーツに、科学者はその専門職に、企業はその方面での有能な人材に、それぞれが自分の脳を刈り込み、それぞれの社会で効率よく対応していくよう成長しているのです。20歳前後での人生の過ごし方は重要なのです。

第3章

大人はどう話しているのか（図11）

本章で学ぶこと

本章では、子どもがことばを学んでいくプロセスを理解するために、まず、大人がことばをどう話すのかを解説します。

つぎの第4章で解説しますが、赤ちゃんは、お母さんのことばをまねて、ことばを育てていきます。母子のあたたかい関係からことばは喃語《なん》babbling、始語（単語）へと進み、さらに、遊びの環境がひろがるとともに幼児のことばは単語から二語文へと発達します。ここで共通することばの育ちは、聞き、理解し、記憶し、まねて発語し、補正していくプロセスです。

しかし、この発達のプロセスを理解するには、大人がことばをどう話すのかを先に理解していく方がわかりやすいと考えます。ことばの受容と表出のメカニズムです。本章では、前半はことばを受容するプロセス、後半はことばを表出するプロセスの説明となります。

ことばの受容には、声の感知、知覚・理解というプロセスを経過していきます。ことばの知覚・理解には、ことばの音韻処理、語彙からの理解（単語処理）、文解析（統語）の機能が重要となります。

ことばの表出には、表出内容の準備（意図）、内容に応じることばの抽出（単語抽出）、単語の音韻処理、統語処理（文法処理）、発話処理（発語処理）、構音処理があります。重要なことは、この受容と表出のプロセスには共通するところがひじょうに多いということです。神経細胞の興奮は双方向に動いています。

なお、両者の間をとりもつ意図には思考や判断のプロセスがあります。精神活動ともいわれます。ひとだけがもつ機能です。この思考や判断のメカニズムについては第7章以降で述べることになります。

1．ことばの受容システム

話しことばの受容は2つの段階で進みます。第1段階は、第2章で説明しました音を感覚するところから知覚までの段階です。

視床から側頭葉の一次聴覚皮質に入力されてきた音刺激は感覚 sensation の段階です。ここでは音の周波数とつよさを感じることになります。この感覚は周囲の連合野（二次聴覚野）に移動するとともに音色やリズムなどいろいろな性格の音として感じることになります。ここで音はひとの音声と判断することになります。第1段階の終了と第2段階の始まりです。

なお、視床から辺縁系に入力された音声は本能的に処理されることになります。情動の中枢である辺縁系は音だけでなく、五感からのすべての刺激を気持ちのよい触感や鋭い刺激、おいしそうな匂いや塩辛い味などと感じ、それを感じたときの気持ちと合わせて記憶していきます。音声でいえば、やさしい声や恐ろしい声です。やさしい声は気持ちをゆったりとさせ、恐ろしい声は気持ちを緊張させます。ひとの辺縁系も犬や猫、ねずみなどの動物と同じく赤ちゃんのときから機能しています。
さて、聴覚野は周囲の連合野の協力によりこの音をことばの音と感じたとき、これを知覚 perception する聴覚野に移動させます。その移動先はほとんどが左半球の聴覚野です。ここで音はひとの音声として知覚されることになります。/a/ や /ke/ などの音韻です。しかし、まだことばの意味として受け止められてはいません。

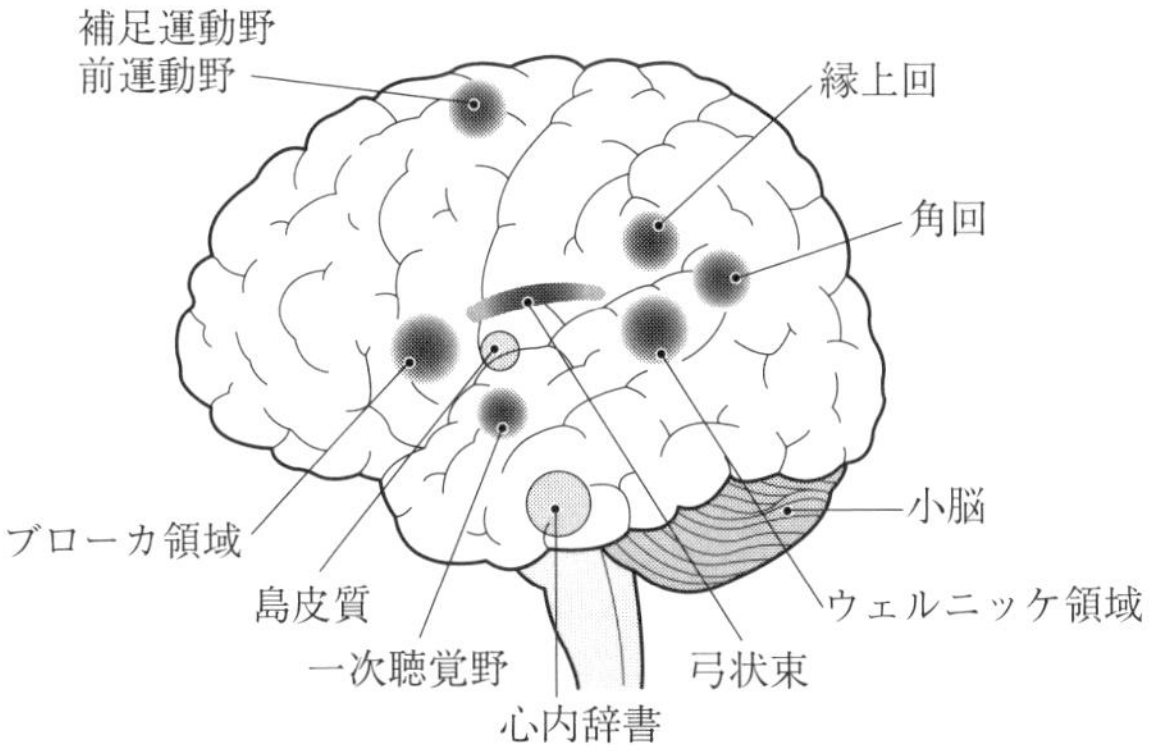

図 11　ことばの理解と表出

言語理解の面からは、図８は第１段階の音の感覚から知覚までの段階です。第２段階以降はことばの理解、すなわち、受容処理となります。受容処理は音韻処理、単語処理、統語処理の順序で行われます。音韻処理は知覚と重なります。

音韻処理と単語処理は、ウェルニッケ野と角回《かくかい》・縁上回《えんじょうかい》との共同作業となります。単語の理解です。しかし、耳から入ってきた単語には意味理解のできない単語もあります。その場合は側頭葉を中心に記憶として集められていることばの記憶領域と情報を交換しあい、その相互処理によって理解となっていきます。記憶されていることばの数は語彙とよばれます。また、この集積所は心内辞書とよばれます。

統語処理は、複数の単語が文法にしたがって理解されることになります。情報は弓状束《きゅうじょうそく》とよばれる神経線維をとおして前頭前野のブローカ領域に運ばれ、単語や句が主語、述語、目的語に分けられる文法処理を受け、文章の理解となります。

単語処理の脳障害は、ウェルニッケ失語症（感覚性失語症）や伝導性失語症などとなります。

ことばの表出も同じ領域を利用して行われます。まず、心内辞書でことばが想起され、音韻化され、前頭前野で統語処理を受け、話しことばとしてブローカ領域を中心にまとめられ表出されていくことになります。ここには前運動野や補足運動野が、感情をこめた表出には島皮質が、流暢なことばの表出には基底核や小脳がことばの表出に関与していきます。表出での脳障害はブローカ失語症（運動性失語症）となります。

音声の知覚から理解comprehensionへのプロセスは、図11を参照してください。知覚された音声は聴覚野の後方にひろがるウェルニッケ領域という大脳皮質に移動していきます。ここで音声はことばの音韻として受容されることになります。「あ」や「け」という五十音です。この領域は1874年にことばを聞く領域として報告したウェルニッケ（Wernicke, K.）の名前に因んでウェルニッケの言語中枢とよばれ、ことばを理解する中枢とされています。ウェルニッケの言語中枢は多くの場合、左半球にあります。右利きのひとでは100％、左利きのひとでも60％のひとが左半球でことばを理解しています。結局、93％のひとは左半球でことばを理解していることになります。そのため左半球はことばの優位半球ともよばれます。

ことばの理解には3つの処理機構があります。音韻としての処理、単語としての処理、文法grammarとしての処理です。最後の処理は統語ともよばれます。それぞれの処理機構はお互いに助けあって機能するためモジュール（module、単位）ともよばれます。調節の処理機構です。

まず、聞こえてきた音声は、ウェルニッケ野で「あ」や「け」など日本語の70ほどの音韻として認識されます。しかし、ひとつの五十音を認識できても多くは意味がありません。わたしたちはこの音韻をいくつかまとめて聞くことで意味をもつ単語として理解することになります。この理解はウェルニッケ野の後方にひろがる角回と縁上回という領域との共同作業によって行われています。ここで連続した音韻は意味をもつことばとして認識されることになります。/ri/ /n/ /go/が「りんご」という果実の名前になるのです。第2段階の単語としての処理です。このため、ウェルニッケの言語中枢はこの角回と縁上回を含む領域とする考えもあります。歴史的にウェルニッケの報告が早く、その部位がややあいまいに報告されていたからです。角回や縁上回などの解剖学の名前はあとで命名されました。本書では、ウェルニッケ野を音韻として処理するところ、角回・縁上回を含めた領域を単語として処理をするところとして区別して説明しています。なお、耳に音が入力されてきて単語として理解するまでには400～600ミリ秒ほどの時間がかかります。

単語の処理はそのひとの知識の広さ、深さに影響します。単語には理解するのに難しいことばもまじってきます。知識の裏づけがない場合です。その場合には過去の経験、記憶、知識などからその意味を照合して理解していくことになります。理解はそのひとのことばの数に影響します。これは語彙とよばれ、英語では vocabulary とも lexis ともいわれます。語彙については、第7章で再び触れていきますが、語彙が集積されている場所は側頭葉の後下方に広がる紡錘状回とその前方の下中側頭回の皮質一帯にあると考えられています。そのため、ここは心内辞書 mental lexicon ともよばれています。側頭葉の底部に広がる部位で、図4でみえる側頭葉の白い部分です。ことばの理解は語彙の量が多いほど確実になります。なお、日本語では同音異義語が多いために耳から入ってきたことばは脳で無意識に漢字とつきあわせて誤解を防いでいるといわれています。「そうぞう」ということばが聞こえてきたとき、脳は「想像」か「創造」の漢字を思い浮かべているのです。英語にはない脳のシステムです。

話しことばの最後の理解は文章として行われます。統語としての処理です。助詞や形容詞などが含まれた単語のつながりを文法にそった文章として理解します。主語や目的語、述語など文法によって統合されたことばです。この理解には前頭葉が関与することになります。文法にそってことばが理解されることでことばは正しく受容されていきます。「先生がAくんを呼んでいる」と「先生をAくんが呼んでいる」では単語は同じでも助詞次第で内容が異なります。

なお、話しことばには同じ意味でも、その調子（音韻）がいつも同じとは限りません。明るい声、暗い声、悲しそうな声、投げやりな声などいろいろな感情を含めた音の響きがあります。この響きを感じる大脳の場所は、前頭葉と側頭葉をわけるシルビウス裂をおおう弁蓋部《べんがいぶ》というところの奥に隠れている島皮質《とうひしつ》にあるといわれています。社長の話すことばを社員が聞きながら社長の機嫌を感じとるのはこの島皮質で感じとっているのです。この島皮質のニューロンは特異な層構造をもっており、すでに述べました本能の辺縁系とつながっています。島皮質は感情の中枢とつながっているのです。わたしたちは、相手のことばをウェルニッケの言語中枢で理解し、島皮質でそのことばの気持ちを感じているのです。

以上のように、わたしたちは話しことばを感覚処理、音韻処理、単語処理、統語処理、情緒処理という5つのステップで理解していくことになります。これらの各段階での障害は、語聾、感覚性失語、混合性失語、伝導失語などの病名で診断されていくことになります。感覚性失語はウェルニッケ失語症ともよばれます。なお、障害名での病巣と各ステップとの関係には1：1では理解できない微妙な混乱があります。

2. ことばの表出システム

ことばの表出はことばの産出 speech production ともよばれます。相手の話しことばに反応することばのプロセスです。反応は、「はい」「いいえ」で答えるような簡単なものから、丁々発止《ちょうちょうはっし》の討論のような内容の高いものまであります。しかし、基本のプロセスは同じです。

ことばを産出するプロセスは自分が伝えたいと思う内容を考えること、すなわち、思考と意図から始まります。伝えたい内容はこの意図と思考によって前頭葉を中心にしてつくられます。前頭葉は思考、計画、意図、考察、判断、創造などのセンターです。しかし、この段階は受容の最終である第3段階と重複します。したがって、この段階は第8章でまとめることにします。ここでは狭義の意味でのことばの表出について述べていきます。

ことばを表出するプロセスは3つの段階で進みます。ことばの産出、ことばの発話、ことばの構音です。

第1段階はことばの産出です。意図された内容の言語化です。この段階も3つのステップで行われます。単語抽出、音韻処理、統語処理です。

第1のステップは、適切なことば（単語）の選択です。単語抽出です。ここでは豊富な体験や読書に裏付けられた語彙を多くもっていることが選択の有効性を左右します。すでに述べましたように語彙は下側頭葉にある心内辞書に保存されています。ここから適切なことばが選ばれます。主語としてのことば、目的語としてのことば、動詞としてのことば、それらを修飾することばなど関連する単語として抽出されていきます。意図された内容に関連したことばとして選びだされていきます。

第2のステップは、選んだその単語を音声として音韻化し、意味あることばにします。場合によっては複数の単語を合わせ句にします。この音韻処理と単語抽出の2つの処理機構（モジュール module）は互いにそれぞれの機能を補っていきます。この2つのモジュールはおもに側頭葉と頭頂葉を中心にして行われています。この段階はことばの産出という面では表層構造の過程と説明されます。表出する単語の音声と意味を一致させる過程です。「さんぽ」という音声が「散歩」という意味をもつことばとなる過程です。

なお、ここでの障害は錯語 paraphemia とよばれます。音声としては正しく話せるのですが時計（トケイ）をメケイと間違える音韻性錯語とよばれるミスをしたり、復唱ではミカンをリンゴと間違う語性錯語をおこしたりします。5~6名のひとに縦に並んでもらい、1番前のひとの耳に小声で簡単な文章を伝え、それを順にうしろのひとに伝えていくゲームがあります。しばしば最後のひとの文章は最初の文章と大きく異なっています。語性錯語を利用したゲームです。

第3のステップは選んだことばを文章に統合する過程です。統語処理です。これは文法機能の中心である前頭葉の下後方にあるブローカ領域に再び返すことによって行われていきます。

ブローカ領域はことばを表出する中枢です。この領域の障害はブローカ（Broca, P.）によって1861年、脳卒中の患者さんが示した言語障害から報告されました。この報告は大脳に機能的な局在のあることをはじめて証明した歴史的な発見でした。それまでは大脳は何をしているのかがわからなかったのです。150年ほど前での話です。ブローカ失語症とよばれています。ブローカ領域は発話開始時の自発言語、構音、テニオハの使い方などが関係すると考えられています。ここでは心内辞書から準備したことばに助詞、形容詞、副詞などを付加して文や文章に統合するプロセスになります。文法にそったプロセスです。「わたしは散歩に行きます」などです。

後方の脳から前方の脳へと情報をとどけるのは、両者を結ぶ弓状束《きゅうじょうそく》とよばれる神経線維をとおして届けられます。この障害は前項で述べました伝導失語となります。ここの障害ではことばを流暢に話せるのですが、自分の話したことばのあやまりに気づくことができません。「散歩に行きます」が「町に行きます」などと散歩と町の間違いに気づかないで話をしてしまいます。

なお、ここで興味深いことは、ことばを産出する脳のモジュールとことばを理解する脳のモジュールがほぼ同じ領域にあることです。神経細胞の興奮の流れは双方向になって機能しているのです。

第2段階は、発話（発語）のプロセスとなります。発話とはブローカ領域によってつくられることばの構語化です。第1段階で選びだされた内容をことばに変換する運動系のプログラムとなります。ブローカ領域で行われます。この部位の障害も前項で触れましたブローカ失語となります。発話の開始やはなしの途中での持続に困窮する障害です。ことばが選ばれていないのではありません。ことばを音にできない麻痺でもありません。ことばとしてつくれないのです。自発言語として出てこないのです。ブローカ失語の重要な症状のひとつです。この障害は発語失行（アフェミア aphemia）ともよばれます。したがって、ブローカ失語には文法の障害による失語と構語化に困窮する失語があります。

発話は、ブローカ領域と一次運動野、そして、この運動野の前面に広がる前運動野と補足運動野とよばれる連合野との協同作業によって行われます。残念ながら、これらの部位と産出との機能的分担の関係はまだよくわかっておりません。ここは手足の運動機能の中枢でもあります。したがって、ここの障害はまひを中心とする運動障害でもあります。ブローカ失語は四肢の運動障害の部分障害にもなります。左脳の脳卒中によって右まひをおこしたひとはしばしばことばのつかい方が不自由となります。調音・音声化の段階での障害です。

なお、ここでの最後の表出にもことばへの感情移入があります。明るく話すか、暗く話すか、静かに話すか、興奮して話すかなどです。この調音の処理は、先に述べました前頭葉と側頭葉を分けるシルビウス溝の奥に隠れている島皮質が関与します。島皮質は本能の辺縁系だけでなくブローカ領域ともつながっているのです。この声に抑揚をつける脳の部位は左の優位半球ではなく、右脳のブローカ領域が関与しているといわれています。

第3段階は、ことばが口の中の口腔内器官によって音声となるプロセスです。構音処理 articulation の段階です。ことばとしての最終の実行系のプログラムです。ことばの音は口腔の奥の喉頭にある声帯をふるわせることで音がつくられます。肺からふきだす空気（呼気）が気管の出口にある声帯をふるわせ音にするのです。声帯は草笛と同じ原理で音をつくります。この音は唇、歯、舌などの口腔内の構造によっていろいろな音声に構音化されて、ことばの音として外に出ていきます。口腔内の共鳴構造と唇や歯などとの共同作業によって子音と母音の調和がなされ、つくりだされる五十音です。

しかし、口腔内で産出されたことばは、さらに流暢性、連続性においても安定化されねばなりません。発語にかかわる口腔内の運動筋の動きについては大脳基底核、小脳、視床などの運動系の神経システムが協力することになります。これらの機能障害は、声に連続性を欠いたり、抑制を欠いたり、震えたりします。音声を聞きとりにくくします。この障害は失語ではなく、構音障害 dysarthria とよばれます。失語と構音障害は区別されねばなりません。

以上が、ことばの表出における単語処理、音韻処理、統語処理、発話処理、構音処理のステップです。

なお、ここで産出されたことばは相手に伝わるとともに自分の耳にも返り、間違ったことばの確認を行います。間違いの言い直しです。また、このことばは自分の脳にも記憶されていきます。こころに苦く、あるいはうれしく記憶されたことばは、ひとの人格形成に関与していくことになります。ことばがこころと言われる所以《ゆえん》です。さらに、このことばは声として表出されないで自分のこころと話し合うことも生じます。表出しないで自分と向きあう会話は内言 inner speech といわれ、自らの行動を調節し、かつ、こころを育てていきます。また、この内言はこころの病気への治療手法としても利用されています。

第4章

乳幼児はことばをどう学ぶのか

本章で学ぶこと

本章では、赤ちゃんがどのようにしてことばを感じとり、理解し、まねてことばを獲得していくのかを説明していきます。ことばを学ぶ脳のシステムはコンピューターのシステムに似ています。しかし、両者には大きな違いがあります。ひとは経験や学習で自分の脳を改良し、かつ育てていくのですが、ロボットは自分で自分のコンピューターを改良することはできても育てることはできないのです。ひとは自分で自分の脳を育てているのです。

乳幼児がことばを学ぶには環境の重要性があります。母親から、家族から、そして生活環境から話しかけられ、聞き、体験する環境です。子どもの立場から言えば、音声を中心にことばをまねて学ぶ環境です。

学ぶことばには2つの種類があります。ことばが事物などと一致する具象的なことばと、自分のこころの中で理解する非具象的なことばです。前者は、母親や子どもたちとの遊び、実際に見えて触れる事物からのことばです。りんごやかけっこです。複数の同時刺激から学ぶことばです。後者は親から読んでもらう絵本などによって学んでいくことばです。悲しい、恐ろしいといった非具象的、情緒的なことばです。

乳幼児がことばを学んでいく現象はことばのすり込みとも考えられます。脳の中にことばを半強制的に学んでいく現象です。しかし、すり込みがうまくいくには適切な時があります。感受期とよばれます。これを逃すと学びにくくなるのです。

いま、小学校で子どもたちをめぐる最大の問題はコミュニケーション能力の弱さです。学習上では文章題の点数の悪さです。ここにはことばを聞く力が弱くなっているという背景があります。この背景には乳幼児期でのことばを聞く環境がつよく影響しています。まねる環境の劣化です。ことばや国語の学習は聞くことから始まるのです。

1．ロボットとの違い

大きな企業では玄関にロボットがいて、お客さんの質問に対応しています。ロボットはお客さんの質問にどうやって答えているのでしょうか。これはコンピューター科学の進歩によって可能になりました。

まず、ことばを話すロボットの作成はことばの受容面からプログラムがつくられていきます。受容システムの最初はロボットに日本語の音韻を記憶させることです。70ほどの音韻です。簡単なようですが、日本語の音韻には男女間のピッチの差だけでなく、方言も含めて発音に微妙な個人差があります。コンピューターにはこれら音声の区別もできるようにしておかねばなりません。つぎに連続した音韻を単語として把握できるようにしておきます。「お会いしたい」と「面会したい」は音韻が異なっても意味が同じとなります。逆の場合もあります。これらのシステムづくりには複雑な因子がいろいろと絡みます。ことばを話すロボットづくりでもっとも困難をきわめるところです。幼児がことばを学ぶのもこの段階は重要なステップです。

単語のつぎは文です。文は文法の規則に従います。玄関でつかわれる単語や文はそれほど複雑ではありません。目的語と述語の種類が限られているからです。「社長に会いたいのですが、社長はいらっしゃいますか」などの理解です。ここでは会話での2~3回のやりとりがあります。これでロボットはお客さんのことばをほぼ理解することになります。ここが成功すれば受容の機能は終わりです。

つぎに、ロボットにはお客さんの質問に反応することばや動作のメニューを用意させます。表出の機能です。「はい、おります。では社長室へご案内いたします」などです。ここは受容のシステムよりさらに簡単になります。対応の内容が限られています。それだけに理解のシステムが粗雑にできていますと、応答にはしばしばミスが生じます。社長室に面会にきた人を作業場に案内してしまいます。

赤ちゃんがことばを理解（受容）し、記憶し、反応（表出）する過程も基本はこのロボットのメカニズムと同じです。しかし、大きく異なっている点が3つあります。

ひとつは、赤ちゃんは声だけでなく周囲のいろいろな刺激を同時に受けてことばを受容し、理解していることです。複数の刺激が同時に与えられているのです。それだけに受容面でのミスが少なくなります。同じことばでも知らない女性の顔と母親の顔では視線からの情報に差をつくります。知らない顔では反応に慎重になります。総合的に理解することでことばの裏面まで正しく受容することになるのです。やさしいお母さんの声とおいしい母乳の味、転んだときに「あぶない！」と叫んだお父さんの声と膝の痛みなどは、声と同時にほかの感覚刺激が同時に入力されるのです。赤ちゃんはいろいろな刺激を同時に受けることでことばの意味を正しく理解し、それを記憶していくのです。複数の同時刺激で理解していくことばは理解の深さに差をつくります。音声に含まれる調子、相手の表情や服装、身体の特徴など色彩や動きから赤ちゃんは少しずつ異なることを理解していくのです。赤ちゃんにはことばとともに五感からの刺激が同時に入力されるため、同じことばでもテレビから聞こえてくることばとはこの点で刺激の内容が大きく異なります。テレビは光と音だけの刺激だからです。

もうひとつは、ひとは自分の脳を一生つかっていかねばならないことです。ひとの平均寿命は90年です。90年も経過すれば社会は変わります。ことばのつかい方や概念も90年後にどう変わっていくのかは誰にもわかりません。ことばは時代とともに少しずつ変化しているのです。時代とともに変化していくことばをひとは柔軟に受け入れながら自分の脳をその時代に適応させているのです。自分の脳を少しずつ自分でつくりかえていかねばならないのです。これもロボットにはできません。コンピューターのソフトをつくりかえてもらわねばなりません。環境の変化に影響されてさまざまに変化することばとそれへの対応は、ロボットにはできない反応への修整です。デジタルとアナログへの対応の差ともいえましょう。

この対応の差が存在する根底には何があるのでしょうか。わたしたちは年をとってくると若いときに一緒に学んだ友だちとの同窓会をなつかしく思います。なぜ、なつかしく思うのでしょうか。それはその時代のことばで話したいからではないのでしょうか。同期のさくらということばがあります。ひとは歳をとればとるほど昔の友人と話をしたくなるのです。自分のことばの感覚が若い時代の社会に影響されて、ことばの受容に微妙な影響を受けているからです。そのため自分が育った時代のことばでコミュニケーションをとることは、その時代の人びとのこころをなごませるのです。わたしたちは、いちばん活躍した若い時代のことばにまず自分の脳を適応させ、時代の経過とともに自分の脳を少しずつその時代のことばに修整させているのです。若いときの脳は適応しやすく、年をとってからの適応は苦労をともなうのです。これがむかしの友人との会話をなつかしく感じさせるのです。

このデジタルとアナログの差は言語学的にはどう説明されるのでしょうか。それはその時代に話されていたことばの音素への親しみに影響されているように思います。「ん」という音韻は弥生時代には/ŋ/（喉内撥音）だったのが、1000年の経過で/n/（舌内撥音）になったという研究があります（山口謡司2010）。わたしたちの脳はこのような微妙な音の変化に理解とは別の本能的な親しみで反応しているのでしょう。幼いときに住んだ地方の方言も同じです。その音韻は幼いときにすり込まされた音韻で本能の辺縁系に記憶されているのです。わたしたちはその時代への適応を音韻によって対応させているのです。

最後のひとつは、第8章で説明します受容した情報を反応にもっていく前段階です。思考や判断です。わたしたちの社会では考え方や情報は刻々と変化します。予想される事態の変化にも判断が求められます。思考力と判断力です。思考によって判断される対応にはさらにそこへの計画性、柔軟性、想像力、さらには抑制力、倫理観などが求められます。これらの問題をわたしたちは記憶力、集中力、決定力なども加えて解決することになります。すべてが前頭前野の機能です。すなわち、指令塔の機能です。わたしたちはこれらをすべて自分の脳とことばで話し合いながら解決していくことになります。ロボット開発の技術がどんなに進歩してもこの機能をロボットにもたせることは永久にできないでしょう。ひとだけがもっている最高の機能だからです。ひとだけがもっていることばの機能なのです。

2．聞く環境を大切に

第3章のことばを受容する過程で説明したとおり、脳は外部からのすべての情報を耳、目、皮膚、匂い、味の5つの入り口から受けとっています。五つの感覚、すなわち、聴覚、視覚、触覚、嗅覚、味覚です。五感です。赤ちゃんもすべての情報をこの5つの入り口から受けとっています。赤ちゃんはこれらをすべて満足できる内容で受け止めているのではありませんが、受け止める五感の窓口は生まれたときからすべて機能しています。すべての刺激を受け止めているのです。

その中でも耳からの情報はお母さんのお腹の中にいるときからすでに受け止めています。赤ちゃんはお腹の中でお母さんの歌声ややさしい声を聞き、それに合わせて手足を動かします。お母さんが眠りにつくと赤ちゃんも眠りにつき、静かになります。ほかの感覚器も機能はしていなくとも出産に向けてそれぞれの機能を育てています。お母さんが興奮したり、泣いたり、大声を出したりするとお腹の赤ちゃんは不安になります。このような状態が長く続くとお母さんのホルモン分泌はおかしくなり、胎児の成長はそれに影響されていきます。影響の第一は体重増加の停止です。当然、感覚器の成長も影響を受けます。お母さんは生活のリズムをきちんとし、バランスある食事をとり、こころをゆったりと保っていくことが大切です。

時がみちてかわいい赤ちゃんが誕生したとき、医師はかならず赤ちゃんをお母さんの胸に抱っこさせてくれます。そのとき、赤ちゃんははじめてお母さんの顔をぼんやりとみることになります。そして、お母さんの匂いをかぐことになります。赤ちゃんの嗅覚はほかの動物と同じで生まれたときの母乳の味と匂いを本能の脳に早くからしっかりと受け止めていきます。母子の強固な結び付きの始まりです。母乳を赤ちゃんに飲ませられない場合もありますが、心配はいりません。抱っこすることでお母さんの体臭が記憶されていくのです。

赤ちゃんが目覚めているときはしっかりと赤ちゃんを抱いて、目と目を合わせ、声をかけてください。お母さんに抱っこされ、赤ちゃんがおっぱいを飲んでいる母子の姿は平和そのものです。精神分析で有名なフロイト（Freud. S.）の弟子ボウルビー（Bowlby, E.J.M.）はこの母子の行動を赤ちゃんと母親との愛着的絆といいました。彼はこの愛着的絆がその後の赤ちゃんの性格やことばの形成にひじょうに重要であると述べています。

この平和に満ちた雰囲気の中で聞くお母さんの声や子守唄は、赤ちゃんの脳にやさしい音声として記憶されていくことになります。音韻の記憶です。この声が記憶される脳の場所は、大人の脳で説明しました本能の脳である辺縁系とその周囲の脳皮質です。ここは感情と記憶のセンターです。この本能の脳はオキシトシンなどのホルモン分泌を含めてその後のすべての学習に結び付いていきます。

乳児期も2カ月ごろから赤ちゃんはお母さんの話す声と表情に反応するようになります。お母さんの声を聞きわけるようになってくるのです。そして、赤ちゃんはお母さんの口の動きや声に合わせて「ウー」や「クー」などと声をだしていきます。赤ちゃんのこの声はつぎの喃語へと続く音声で、クーイング（cooing 鳩音）とよばれます。鳩が電線にとまってクークーと鳴いている声です。クーイングはことばの準備段階の声で、赤ちゃんがだす最初の母音様の音声といわれます。お母さんは赤ちゃんが話をしてくれたと喜んでさらに語りかけていきます。このころの赤ちゃんの視力はわたしたちが想像している以上に見えているといわれています。赤ちゃんの目の前でしま模様の帯を右から左に動かしますと、赤ちゃんの眼球はそれに合わせてぴくぴくと動いています。見えているのです。

赤ちゃんも5カ月ごろになると、母親の「さあ、おっぱいあげましょうね」ということばが耳に入るのと同時においしいミルクや母乳の味を口の中に感じます。赤ちゃんはお母さんのこのことばをお腹の満足感と合わせて記憶していきます。そして、赤ちゃんもその満足感をお母さんの声に合わせて声にだしていきます。複数の同時刺激です。そして、赤ちゃんもその満足感をお母さんの声に合わせて声にだしていきます。「マーマー」「バーバー」などです。唇をつかった口唇音です。喃語の始まりです。お母さんはその声を赤ちゃんが自分に話しかけたことばと理解して、「あーそうなの、おっぱいが美味しかったの」などと赤ちゃんの声に合わせてさらに声をかけます。それはあたかも二人だけの会話のように聞こえます。この会話は英語でマザーリース（motherese 母親語）とよばれています。赤ちゃんがことばを学ぶ第一歩です。

9～10カ月ごろになると、赤ちゃんは視覚や聴覚からの刺激を記憶に留めることができるようになります。家族以外の人の顔をみると怪訝な表情をしたり、泣いたりします。人見知りです。赤ちゃんの脳に記憶する力が芽生えてきたのです。そのころから、赤ちゃんの声にはいろいろな音韻が含まれてくるようになります。あたかも何かを話しているかのように聞こえてきます。このお母さんに向けた単語らしい声は赤ちゃん語 baby talk といわれています。赤ちゃんがお母さんとの会話を楽しんでいるのです。このようなことばのやり取りによって赤ちゃんは声のだし方を学んでいます。ことばの学習はお母さんの声をまねることから始まるのです。母子の良好な環境によることばの学習が始まるのです。

目の前でみえる行動や聞こえる声を鏡のようにまねる模倣が脳の神経細胞で行われていることを明らかにしたのはリゾラッティ（Rizzolatti, G. 1981）という科学者でした。ミラー・ニューロンとよばれます。ミラーは鏡、ニューロンは第2章で説明しました神経細胞の名称です。子ザルがほかのサルの行動をみたり、声を聞くと子ザルの大脳の神経細胞が一緒に興奮しているのが確認されたのです。リゾラッティはこれをミラー・ニューロンと

コラム①

自閉症スペクトラム障害 Autistic Spectrum Disorder

広汎性発達障害ともいわれます。自閉性障害とアスペルガー障害が代表的な疾患です。目と目で見つめ合えない、興味を共有できない、ひとと情緒的な交友ができない、話しことばでコミュニケーションがとれない、異常なほどの限られた興味とそれへのこだわりなどを特徴とします。これらは3歳までに見られはじめることになっています。

アスペルガー障害ではことばの遅れは目立ちませんが、文法や副詞のつかい方につまずきがあり、コミュニケーションをとることが苦手です。しかし、絵や記憶力などで卓越した能力を示すこともあり、昔はイデオ・サバン ideo savant ともよばれていました。イデオは精神遅滞、サバンは賢いという意味です。

原因は不明です。相手のこころを直感的に受け止める「こころの理論 theory of mind」が欠如していることに根本的な問題があると考えられています。そして、この背景に感情の共感性につよい相関関係をもつミラー・ニューロンの障害が疑われています。悲しい顔に反応できる機能の欠如です。ミラー・ニューロンに関与する脳の領域は内側前頭前野とされています。ここは辺縁系に連結し、相手との感情的なつながりに関係します。原因に関係する遺伝子としてFOXP 1, 2などの関与が疑われていますが、まだ確定されていません。

診断は症状の根底にあるものをいろいろな場面において正しく観察し、考察することが大切です。血液や画像など生物学的な検査に異常は見つかりません。治療的訓練として視覚的な指示を中心とした生活自立への指導（SST：社会生活技能訓練）や認知の発達をうながすTEACCHプログラムなどが有名です。構造化面接法や社会的ミラーリングを利用した治療も試みられています。

なお、この病名は“広汎性”とか、“スペクトラム”といわれるように概念がやや曖昧です。そのため、症状が部分的に重なってくる別の病気がときどき自閉症と診断されています。とくに認知機能につまずいている場合です。このような子どもでの指導方針は異なります。診断に疑問を感じる場合は専門医にきちんと診てもらうことが大切です。

自閉症の行動は年齢とともに少しずつ変化します。自閉症児も人間関係の中で少しずつ学習しているのです。温かい、そして豊かな人間関係の中でその子がもついろいろな能力の芽生えを根気よく育てる対応が重要です。

名づけました。彼の発見は、赤ちゃんが目の前で遊ぶ子どもの行動を興味深くみつめたり、まねたり、隣の赤ちゃんが泣くといっしょに泣いたり、幼児が走り回ると自分もお母さんの腕の中で全身を動かして喜ぶなどの説明になったのです。

なお、このミラー・ニューロンの成長はわたしたちが相手のこころを思いやるこころの成長にもつながっていくと考えられています。自閉症の研究家であるバロン・コーエン（Baron-Cohen, S. 1990）は、自閉症の病態がこのミラー・ニューロンとふかく結び付いているのではないかと考えています。彼は自閉症の病態をこころの盲目と表現しています（コラム①参照）。

3. まねて育っていくことば

お誕生日が過ぎてくると、喃語はよりはっきりと意味のあることばとして聞こえてくるようになります。お母さんとの会話で覚えた「マンマ」や「バイバイ」などがはっきりと聞こえる声で表現されてきます。単語の始まりです。有意語とか始語 first meaningful word といわれます。音韻でのコミュニケーションから意味をもつことばへの発達となります。

チョムスキーは、ひとは生まれながらにしてことばを受け止める本質的な部分をもっていると述べています。これは普遍文法とよばれています。この本質的なものは普遍的で、赤ちゃんは周囲が話す個別的なことばの刺激を受けて個別言語としてことばを獲得していくと理論化したのです。赤ちゃんの有意語は生まれつきの本質的な能力の上に周囲からのことばの影響を受けて獲得されていくと述べているのです。自然言語 natural language

とよばれます。自然言語は子どもも自身がもつ言語能力によってその社会に通用することばに成長していきます。これはことばのクレオール化（creole 混交現象）ともよばれています。幼小児期だけに生じる現象です。幼児がすぐ獲得する方言も同じメカニズムです。3つ子や双生児が彼らだけでわかる会話をしているのを経験することがあります。聞いている方にはまったく理解ができませんが、彼らの間では理解できているのです。これも彼らだけにクレオール化したことばです。民族のことばもはじめはこのような過程でつくられていったのでしょう。日本民族もクレオール化によって特有のことば、すなわち日本語をつくったのです。

赤ちゃんのことばの表出には手の動き、表情の変化、視線の動きなども一緒に反応していきます。これらの動きはあたかもことばの表出を助けているように見えます。それは、ことばをつくる脳の部位とこれらの筋肉を動かす脳の部位が隣り合わせにあるからです。

幼児がことばを話しはじめるのは平均して1歳2カ月です。95％の幼児が1歳6カ月までにはひとつのことばをだせるようになってきます。この時期は歩きはじめの時期にも一致しています。「マンマ」「バイバイ」などの口唇音です。くちびるをつかったことばです。

幼児がさらに活発に歩くようになってくると体験する内容も豊富になってきます。当然、声をだす機会も多くなり、自分の気持ちを伝えたい場面も多くなります。そうなると、ことばは1つでは不足してしまいます。うまく伝えられないとき、幼児は泣くよりほかはありません。そのとき、お母さんや周りの子どもたちは幼児の要求を想像してたずねます。「お腹すいた？」「おもちゃほしい？」などです。すべて2つの単語がつながっています。はじめはそれにうなずいていた幼児はほどなく自分でこのことばをしゃべるようになってきます。二語文 two-word sentence の始まりです。興味深いのはこのことばには「が」という助詞がないことです。チョムスキーは、この二語文もコピー・ニューロンをつかって話していると考えています。「マンマちょうだい」「あっちいこう」「ワンワンこわい」などです。この二語文に助詞がないことはこのことばが第1章で述べました句に一致することになります。しかし、ここで重要なことは、ここにはすでに文法がつかわれていることです。「ちょうだい—まんま」とはいいません。チョムスキーはこの文法も普遍文法によって獲得されていると述べました。このことばの文法を獲得する本質的な機能が脳の中に先天的に存在していると述べているのです。文法と音韻は子どもが獲得する言語機能の中ではもっとも早く獲得する機能です。この文法を受け止める機能が弱い子どもがいます。文法機能獲得でのつまずきです。二語文での遅れと始語での遅れは脳機能の面で異なっています。ことばの指導でこの区別を理解しておくことは重要です。

幼児は、二語文を2歳過ぎになったころから話しはじめます。3歳で95％の幼児は二語文を話せるようになります。しかし、幼児が二語文を学ぶ環境を想像するとわかるように母子の会話だけでなくここでは家族や周囲の子どもたちとの会話が影響しています。ことばを学ぶ環境がお母さんとの1：1の関係からお父さんや兄弟姉妹、近所の子どもたちを含めたひろい範囲になっているのです。ことばの成長は環境のひろがりに一致して育っていくのです。発達認知心理学者であるピアージェ（Piaget, J.）は、この時期を周囲との身体的なやりとりとその繰り返しに基づいた知識の発達と述べています（161ページ表1参照）。

このころの幼児は大人と同じようにウェルニッケ領域で聞こえてきた声を受け止め、ブローカ領域でことばをつくっているようです。大人のそれと大きく異なることは、幼児はこれらのことばを左右の両半球で処理しているることです。なお、お母さんが幼児を膝の上にのせながら大好きな縫いぐるみをもってお話をする時間は音刺激だけでなく縫いぐるみからの視覚刺激や触覚刺激も同時に与えています。これは将来のことばの成長への好ましい準備になるとされています。聴覚、視覚、触覚などからの同時刺激によることば教育の始まりです。なお、お母さんの音声では情感を感じさせることばほど赤ちゃんの脳は側頭葉、頭頂葉、後頭葉のすべてを巻き込んだ興奮となっています。お母さんは情感をこめて話しかけてあげましょう。

4．絵本によって育つことば

1歳を過ぎた幼児は、絵本をお母さんのところによくもってきます。お母さんは、うるさがらずにそのページに書かれている情景を情感たっぷりに読んであげてください。情感をこめることはことばの音韻を正しく理解させることになります。本のページは順序を追う必要はありません。「こわいワンワンがいるね」『みんな楽しく歌っているね』『おいしそうなりんごだね』『みんな何をしているのかな」などその絵の状況をお母さんは瞬間的に受け止め、内容の核心になることを短く話してください。ワンワンも犬が吠えているように読み、歌をうたっている絵ではその絵にあった歌をうたい、鳥の絵では小鳥の声をまねてください。それらは多くが情動的で、物とことばが一致しないことばです。楽しい、うれしい、おいしそう、こわいなどです。非具象的なことばです。これらのことばは絵本を読んでくれるお母さんから学んでいくことになります。正しい形容詞や副詞の理解です。最近のテレビでの会話を聞いているとこれらのことばに貧しさをしみじみと感じます。食べものはいつもジューシーやモチモチなのです。

子どもに絵本を読んであげようと思ってもすぐページをめくって聞いてくれないと訴えられるお母さんがいます。子どもの興味とお母さんの意図とがずれているのです。心配はいりません。子どもの興味に合わせてもらえばよいのです。子どもがページをどんどんめくっていくその瞬間、瞬間で目に映ったシーンの中心になることばを一言で話してあげるのです。「こわいね」「たのしいね」です。情動に結び付くことばです。当然、お母さんは前もって各ページにはどんな絵が書かれているか、何がポイントなのかを見ておく必要があります。ページに書かれている文章は子どもが要求しないかぎり読む必要はありません。ポイントのひと言を聞くことで子どもはなんとなく本の内容へと興味が移っていくものです。

また、絵本ははじめから多く与える必要はありません。動物やたべもの、乗り物やアンパンマンなど数冊もあれば十分です。年齢が幼いほど文字の少ない、絵が大きく書かれているものが良いと思います。ストーリーは身近で、動物たちも参加して、みんなで楽しく生活をしているような本が子どものこころを満たします。ストーリーの好きな年齢になると何度も同じ絵本をお母さんのところへもってきて、読んでもらいたがります。うるさがらずに何度でも読んであげてください。最後にはお母さんのことばを暗記してしまい、お母さんが忙しいときにはお母さんの声をまねてしゃべっています。なお、お母さんが感情をこめて話をしてあげることは、子どもが気持ちをこめた話し方や聞き方を学んでいくことになります。

絵本で最初に覚えることばはワンワンやりんごなど目にみえる物とことばの音韻とが一致する具体的なことばです。これらのことばは、家族との遊びの中で復習することができます。話しことばで学ぶ語彙の増加です。しかし、遊びではなかなか学ぶチャンスのないことばもあります。それは悲しい、うれしい、怖い、さびしい、苦しい、痛いなどの物の名前ではない感情や感覚につながることばです。具体的でない非表徴的で、非具象的なことばです。これらのことばは絵本を読んであげることで理解していくことになります。現実の生活ではあまり経験しない情感のことばです。ことばのもつ色合いを理解することになります。同じ「痛い」でも顔をしかめている絵なのか、血を流しながらわーんと泣いている絵なのかで「痛い」にもいろいろな「痛み」のあることを理解します。「さびしい」にもお留守番をしている絵にみるような不安からの「さびしい」もあれば、可愛がっていた犬が死んだ絵でみる孤独の「寂しさ」もあります。

これが絵本のもつ重要な点です。ことばが物のなまえのように1：1の関係ではなく、形容詞や副詞に含まれるいろいろな内容の理解です。お母さんは感情をこめて絵本を読んであげましょう。

ピアージェは、この段階を非象徴的なことばを理解し、それをこころの中で内化していくと述べています。具象的な物のことばから非具象的な気持ちのことばへと理解が発達しているのです。

情感の脳は喜びと悲しみ、親しみと憎しみ、怒りと恐怖などプラスとマイナスの両者の理解によって育てられていきます。そして、情感のことばは辺縁系の脳と連動しています。さらに辺縁系は視床の下にある視床下部の自律神経系の脳につながっています。視床下部の神経細胞は、プラスの面に対して興奮を、マイナスの面にはそれに耐える機能を育てていくことになります。ストレスに対応する脳です。絵本を読んでもらいながら、子どもは世の中の悲しい出来事をおぼろげながら理解し、それに耐える対応も絵本の結末から学んでいくことになります。

絵本の読み聞かせは、親からの声による聴覚情報と絵本からの視覚情報が統合され、そこに共通することば、とくに形容詞や副詞、すなわち修飾語の概念を理解させ、正しいことばを増やしていくことにつながります。これは集団生活でのコミュニケーションのとり方を学ぶだけでなく、文字を理解する前の重要なステップにもなるのです。修飾語の理解はことばのもつ深みや色合いを学ぶことにつながっていきます。

絵本の読み聞かせは、子どもが小学校に入学したあとに求められるひとの話をよく聞けるという態度にもつながっていきます。話を聞く力、聞いて理解する力を育てる最初のステップです。聞く力は母親の子どもに対応する環境も重要になります。刺激的な画面をもつテレビやビデオを消して、静かな環境のもとで豊かな会話の時間を大切にしましょう。視覚からの刺激のつよさは聴覚からのそれを超えることがわかっています。光の刺激は周りから独立して鮮明です。ひとの音声の刺激は周波数の複合された空気の波からなり、周りを柔らかく包んでいます。お話のときにテレビを消す理由がここにあります。

5. 学ぶ上での条件

ニューロンの成長は第2章で神経回路網の充実と説明しました。樹状突起とシナプスの増加です。シナプスによるほかの隣接細胞との結合は可塑性です。具体的には可塑性とは行動やことばの真似とその記憶です。真似と記憶によって子どもの能力は発達するのです。これはすり込み（imprinting 刻印づけ）ともよばれます。可塑性とは脳のミクロのレベルでの表現で、すり込みとは行動のマクロのレベルでの表現です。両者は基本的には同じ意味をもっています。

ニューロンの成長でもっとも重要なことは第2章でも説明しましたような良好な環境です。アメリカの著明な心理学者ボールドウィン（Baldwin, J.M.）は、発達は同化と調節であると環境の重要性を強調しました。この考えはピアージェの考えの基本にもなっています。同化は「とり入れること」、調節は「変化すること」です。

赤ちゃんがことばや行動を学習していくのもすり込みのメカニズムで学んでいると理解されます。この現象はノーベル賞を受けた生物学者コンラド・ローレンツ（Lorenz, K.）によって動物の子育て行動の研究から理論化されました。海がめやマスが自分の生まれた砂浜や川に産卵に帰ってくるのは自分が生まれた場所の匂いがすり込まれているからと説明されています。乳幼児のことばの学習も同じ原理です。これは大人の脳ではできないのです。

なお、このすり込み理論には、やや異なる意見もあります。すでに述べましたアメリカの言語学者チョムスキーによる生成文法の理論です。乳幼児のことばは親が話しかける音素や音韻、句からのすり込みだけが中心的な因子ではなく、それを受け入れる先天的なものが乳幼児にはそなわっているという理論です。環境からのすり込み以上に先天的な要因の大きさを強調する考えです。わたしたちが英語の勉強に努力と時間がかかるのも同じ理屈です。

一方、逆の考えもあります。ことばだけでなくすべての行動は親しみやすい文化的要因や行動様式の模倣によって受け継がれていくとする考えです。ミーム（meme 自己複製）とよばれます。ひとの行動様式は遺伝的因子や生物行動学的な要因ではなく生活環境によって受け継がれていくという考えです。これは国や地方に残る特徴あるメロディや衣装の歴史などにみることができます。伝統ともよばれましょう。これは幼児期のしつけにも一致します。

しかし、チョムスキーの生成文法であれ、ミームの理論であれ両者には大なり小なりすり込みが関与していることも事実です。

なお、このすり込みには大きな特徴があります。すり込みやすい時期があるという特徴です。感受期 sensitive period とよばれます。可塑性やすり込みは幼い脳ほど容易につくられていきます。そして、この柔軟性は年齢の経過とともになくなっていきます。感受性をなくしていくのです。感受性がなくなっていく時期は臨界期

critical periodとよばれます。この特徴は粘土にたとえることができます。粘土は外から力を加えると容易に形が変わります。力を除いても粘土はそのままの状態で残っています。すり込みの結果です。しかし、放置されると次第に固くなっていきます。固くなったあとでは形は変えられません。鉄は熱い内に打てということばがこのことを理解させてくれます。逆に恐ろしいのは、乳幼児期の虐待です。虐待を受けた乳幼児は終生、この行動をまねるといわれています。ここに環境の大切さがあります。

すでに説明したように乳幼児は音素、音韻（音節）、単語、句、文のすべてを親や家族、近所の子どもたちとの会話から学んでいきます。その典型的なことばは方言にみることができます。これは外国のことばにおいても同じです。大人になっても多くのひとは方言の音韻からなかなか抜けだせません。方言ではないのですが、すでに述べたように日本人が「r」と「l」の音素の区別ができないのも乳幼児期に親のことばからのすり込みがなかったからと解釈されています。これがすり込みの大きな特徴です。

ことばを学ぶための最も悪い環境はネグレクト（無視）です。ネグレクトは子どものことばのすり込みを阻害し、発達を遅らせてしまいます。ネグレクトの環境についてもっとも有名な話は、１９２０年、インドの奥地で見つけられた少女カマラの話です。森の中で赤ちゃんのときから動物によって育てられたカマラは8歳のときに発見されて人間社会にもどされ、ことばの教育を受けました。しかし、ことばは数語しか獲得できませんでした。カマラはことばを学ぶ感受期を逃がしただけでなく、臨界期も過ぎてしまってから人間社会に帰ってきたのです。

これほど極端ではなくても、乳児期から1歳のころにお母さんの声かけが少なかった環境、家族のみんなと遊ぶチャンスが少なかった環境、テレビ漬けで育っている環境などでも、発語は遅れます。とくに二語文の始まりです。理解はできていてもことばをつないでうまくいえない子どもたちです。表出性言語障害（遅滞）や特異的言語発達障害（遅滞）と診断されています。男の子に多くみられる傾向があります。このような子どもたちについては、ことばの理解と表出の能力を幼児の行動観察を含めて専門医による丁寧な診察と指導を受けることが重要です。これらの背景にはことばの環境だけではないさまざまな病因を考える必要があるからです。なお、会話環境の問題についてはアメリカのヒラリー・クリントン（Hillary R. Clinton）が2歳までテレビを見せない運動を続けています。乳幼児期にテレビの与える一方通行的な視覚刺激が子どもにことばの習得を遅らせ、それが行動に与えるマイナスの影響を否定できないからです。

以上をまとめますと、乳幼児がことばを学んでいく環境は、家族を中心とした豊かな会話と子どもたち同士での楽しい遊びがもっとも大切であるということです。そして、この自然にみちた豊かな刺激は適切な時期に豊富に与えられていくことが重要であるということです。その上で、子どものことばや行動の発達に問題が感じられた場合は適切な専門家のアドバイスを受けることが必要です。

なお、ここでは片よった刺激の与え過ぎも意識せねばなりません。片よった早期教育の害です。また、ときには特別な環境のもとで育っていかねばならない宿命を抱えている子どもたちもいます。この子どもたちについても配慮が必要です。このことについては第5章で再び触れていきます。

第5章

入学前に理解しておきたいこと

本章で学ぶこと

本章では、入学前の子どもたちが国語を学習しはじめるにあたって重要なことは何かを説明します。

まず、いろいろな体験によってことばの意味を正しく理解させていく大切さです。入学前から文字の読み・書きを熱心に教えている親がいます。そして、それを当然と考えている学校の先生がいます。ひじょうに残念です。文字の読み・書きは小学校に入学してから学ぶことが基本だからです。

ことばを正しく理解させるためには豊富な体験によってことばの意味をからだで覚えさせることです。それは保育園や幼稚園での歌、踊り、かけっこです。お家でのままごと遊びです。また、お絵かきやつみ木遊びです。いずれの遊びも入学前の貴重な体験です。そして、これらには脳を育てていく上でそれぞれに特徴があります。

これらの遊びや豊富な体験は正しく理解された語彙の増加を確実にします。正しい話しことばの語彙は国語の学習にとって必須の条件です。聞くから聴いて学ぶことばです。見るから視る遊びです。

つぎに、生活のリズムをきちんとしておくことも重要な学習準備のひとつです。起床と就眠、食事とおやつの時間リズムです。概日リズムです。脳の機能はこのリズムによって支配されています。このリズムによって育てられるのは記憶力と集中力、そして、登校意欲です。入学後の子どもたちにもっとも求められてくる力です。

なお、社会には特別な環境のもとで育っている子どもたちがいます。重度の視覚や聴覚に障害をもった親のもとで育っている子どもたち、ことばにつまずいていても知的には問題のない子どもたち、難聴・視力に障害をもっていても知的には何の問題ももっていない子どもたちです。彼らはことばや学習の問題で苦労を強いられています。この子どもたちに地域や教育界はこころある理解と配慮をしてほしいと願わずにはおれません。

1．歌と踊りとかけっこ

動物が声をつかうのは、危険を知らせる、喜びや怒りの気持ちをあらわす、仲間や家族をよぶ、恋の相手をよぶ、子どもへ愛情を示すなどの場合です。声と情動はつよく結び付いています。ひとのことばといえどもルーツは動物の声です。

感情と音声とを結び付ける脳は前頭葉と側頭葉をわけるシルビウス裂をおおう弁蓋部とよばれるところの奥にあります。ことばの受容で述べましたように島皮質とよばれるところです。この島皮質は大脳の中でも発生的に古い構造をもち、本能の辺縁系とつながっています。すなわち情動の脳と連携しているのです。そして、島皮質はことばをつくるブローカ領域ともつながっているのです。自分の声に自分の気持ちを投入することがこの島皮質をつかうことで可能になるのです。

感情を伝える音声の代表は歌です。高く評価されている歌手ほど歌に感情をこめて歌います。島皮質をフルにつかって歌っているのです。歌は話しことばに自分の気持ちをこめる技能につながります。歌はひとりで歌っても、親子で歌っても、子どもたちと一緒に歌っても、歌のお姉さんと一緒に歌ってもよいのです。歌うのが好きな子どもを褒めてあげましょう。子どもはもっとうまく歌おうと努力することでしょう。感情をこめて歌うことで子どもの島皮質も成長をしていくのです。もし、その子どもがピアノやヴァイオリンの練習を行っているのであれば、歌声の音程はさらにしっかりしたものになりましょう。

音楽のメロディはことばの脳と反対の脳で聴いていると考えられています。多くのひとは右の脳です。有名な作曲家でピアニストだったラベル（Ravel. M.J.）は年をとるとともに左の脳が次第に壊れていく病気にかかりました。そのためことばが不自由になりました。しかし、彼はメロディをよく聴くことができたといわれています。有名な左手のためのピアノ協奏曲を作曲し、自分で初演までしています。

一方、大人の女性がひとの話を聞くときは両側の脳で聞いていると考えられています。ことばの意味を左の脳で処理し、右側でそのことばの情感を受け止めているのでしょう。子どもは年齢が幼いほどことばを両方の脳で受け止めています。歌をうたうことは、ことばを理解する左右の脳を成長させているともいえます。このことは、歌によって自らのことばをより正しく伝える技能を覚えるだけでなく、相手のことばを正しく聴きとめる能力も育てていくのです。歌は、自分のことばに気持ちをこめて伝える技能、ことばから相手のこころの内面を知る技能を学ぶことになるのです。

色や幾何学模様を感じとるのも右側の脳のようです。そのためすばらしい音楽を聴くと色を感じるという人もいます。情感と色彩を受け止める機能が右の脳で重なっているのでしょう。音楽療法というこころの治療法があるのもこころの不安を右の脳で安らかにさせ、本能のニューロンを穏やかにさせる効果を期待しているのでしょう。

世界の民族はそれぞれに歌をもっています。民謡です。そして、それを芸術のレベルにまで高めている歌があります。欧米ではオペラ、わが国では歌舞伎などです。興味深いことはそこには歌とからだの動きが連動しています。すなわち踊りが重なっていることです。このことは感情をこめた歌にはその気持ちをからだの動きによっても現せることを教えています。自分の気持ちを伝えるのにからだの動きをくわえることよってさらなる効果を可能にしているのでしょう。情動ということばによく表されています。これは幼稚園や保育園で子どもたちが歌いながら踊ることと同じです。テレビでも歌のお兄さんやお姉さんが歌いながら踊っています。幼い子どもたちもいっしょに踊っています。歌と踊りは一体なのです。子どもたちは身体を動かすことで自分のことばに感情をこめる練習をしているのです。オペラの中のダンスも同じです。ダンサーの踊りにはその物語に描かれる情感が歌とともに表現されていきます。気持ちを視覚と聴覚にうったえる表現です。

保育園や幼稚園では運動会がよく開かれています。かけっこ、玉入れ、パン食い競争、すもうなど、いずれもそこに共通しているのは合図です。すべてのゲームは合図といっしょに始まります。合図によって子どもたちは全身の筋肉をつかい、競うことになります。ここで子どもたちが学んでいるのは合図という信号、合図まで待つということ、ルールがあること、勝ち負けや順位のあることです。すべての競技にこれは共通しています。このことがわかってくるのは4歳を過ぎたころからでしょう。4歳児は、片足でとべる、合図が理解でき、待つことができてきます。難しい動きやルールでも先生がやってみせるとすぐ真似ることができます。

合図を待つのは気持ちを集中させる訓練になります。小学校の勉強が始まると、子どもたちは教室のいすにじっと座って先生の話を聞かねばなりません。気持ちの集中が求められます。1年生にとってはいささか苦痛です。保育園や幼稚園の運動会や毎日の生活の中で合図やルールを学習することは入学後に始まる勉強を軌道にのせる上で重要な訓練になっていきます。ルールを守ってゲームをやり、そこで勝負が行われることは、結果がどうであれ仲間と遊ぶことの興奮や楽しさも体験することになります。家庭生活にはなかった新鮮な体験です。

なお、音楽やスポーツでは早期教育がよく行われています。音楽やスポーツを幼児期から学ぶことはけっして悪いことではありません。しかし、楽器やスポーツの早期教育は手根骨とよばれる手のひらの骨の数が大人の骨と同じ数に成長してから行うのが正しい早期教育と考えます。早くから無理な動きをひじや手の関節に与え、20個を超える手の骨のバランスを変えてしまうのは将来に禍根を残すことになりかねません。大人の手根骨の数は7個です。子どもの手根骨が7個になるのは6～7歳です。技術的なことでの早期教育は6～7歳になってから始まるべきと考えます。幼児期の音楽やスポーツは子どもの興味がそこにどのくらい向かうのかが中心になります。幼児への教育は興味への勧誘から始まるのです。あくまで遊びへの勧誘が主体なのです。

2. ままごと

春に入学をひかえた6歳の女の子が4歳の弟Kくんとふたつの人形を横においてままごと遊びをしています。「では、これからままごとをはじめましょうね。Kちゃんはお父さん役よ。わたしがお母さん役。この人形が男だからKちゃん。この人形が女だからわたしよ。では、お父さんは会社からお家に帰ってきました。ただいまといってください」と。お母さん役の女の子はKくんに命令をします。そこでKくんは「ただいま」といいます。女の子は「おかえりなさい。疲れたでしょう。早くご飯にしましょうね」と母親がいつもやっている台所のまねをそっくりにやっています。

ままごと遊びは5~6歳ぐらいの子どもたちにとって楽しい遊びです。遊びに役目をつくることで遊びが複雑になり、ダイナミックになります。お母さん役をすることで、自分を別の人物にイメージすることができます。お母さんになることはお母さんの気持ちを理解していくことになります。人形は自分たちのシンボルとしての存在です。ままごと遊びは自分を別に置くことで自分を見つめ、他人のこころを理解することになるのです。ピアージェはこの入学前の時期を直感的試行段階として、出来事をシンボル化して表現できるようになるとしています。

ままごと遊びは、それまでの自己中心的なことばのつかい方から卒業し、脱中心的、客観的なことばのつかい方を学ぶことにつながっていきます。自分を第三者として話すことができるようになるのです。お母さんが読んでくれた本のことばを自分自身に語りかけることができるようになるのです。これは本を第三者として読むことにもつながります。第三者として読むことにより批判や同調ができるようになるのです。

自分を他者において考えることは、ストレスによってうつ状態になった青年を立ち直らせることにも利用されています。自分の過去を振り返らせて自分自身のこころを第三者として見つめなおさせ、不安やストレスから自分のこころを開放に向かわせるのです。内観《ないかん》療法といわれます。

ゲームやスポーツ競技も同じです。相手が何を考え、どのような手を打ってくるのかを考えるとき、自分ならどうするだろうかと自分に問うことによって相手の方略を理解することになり、その対策を立てることになります。この自己を知り、他者を知る機能は、4~5歳ぐらいから可能になってきます。これは「こころの理論」ともよばれます。こころの理論につまずいているのが自閉症の中心的な病因だといったのはバロン・コーエンでした。

この他者のこころを知る機能はどこにあるのでしょうか。最近の機能的ＭＲＩ（ｆ‐ＭＲＩ）による研究では前頭前野内側部にあることがわかっています。一方、これが相手のこころへの思いやりになると、この機能は情動の辺縁系につながっている島皮質とその周囲の大脳皮質に連動していきます。相手の痛みを自分の痛みのように感じるのです。もちろん前頭葉に情報を送るには相手の表情やことばを側頭葉や頭頂葉で受け止めねばなりません。

このような他者を理解するこころの成長がままごと遊びをとおして集団での協調的考えを芽生えさせ、協力への行動に成長していくのです。

３．お絵かきとつみ木遊び

１歳の幼児にボールペンをもたせるとなぐり書きをします。白い紙に線を左右上下にふりまわして書いています。これは自分の手の動きを線としてはじめてみることになります。これまで意識したことのなかった自分の手の動きが描かれた線をみることで見えてきたのです。３歳が近づくとやっとマルに近い円形を書くようになります。自分の意思にそった形が書けるようになってきたのです。お母さんの顔や人形などを不完全ながら書けるのは幼児期の後半、４歳ぐらいからとなります。お母さんの顔はまるく大きいマルを書きます。子どもは顔の輪郭として用紙いっぱいに大きくマルを書き、ふたつの目をマルの上の方の左右に、口はマルの下の方に書いていきます。鼻や耳や髪は描いたり描かなかったりします。動物は顔のどこより目と口を意識するからです。まず見つめ合う目です。つぎは口です。子犬は母犬の口に自分の口をもっていきます。ひとも同じです。最初のころは、これらの位置や大小はばらばらで、目が顔のマルの輪郭から飛びだしている絵もあります。しかし、次第にバランスはとれてきます。そこに色が入ると、その位置関係はさらにまとまってきます。あたまは黒、口は赤など色の選択もできてくるようになります。色は視野の中央で見ており、両半球の情報交流を育てています。図形のバランスを育てるのです。

顔という大きい丸の空間の中で、分散している目や口などの形を区別してみる感覚は何度も書き損じていくうちに育っていきます。これは視空間認知とよばれます。大きいと小さい、上と下、左と右、場所と形などの視覚的判断の向上です。これらは両側大脳の側頭葉・頭頂葉で育てられていくことになります。この機能は大人の脳卒中の研究からことばの機能と反対の右の頭頂葉、側頭葉を中心にして成長していくことがわかっています。とくに頭頂葉上部が重要な領域のようです。

幼稚園でのお絵かきは、顔の輪郭の中で書いたふたつの目の位置、口の大きさ、位置、バランスなどを見ます。口や毛髪に選んだ色も確認していくことになります。崩れは少しぐらいあっても構いません。自分で少しずつ補正していけます。なかなか補正できにくい場合もありましょう。そのような場合は、描かれた絵の横に遊びのようにして親や園の先生が書いてみることもよいでしょう。これは図の写しからの学習です。

絵をばらばらに切り分けたものをはめこんでいくパズル遊びもアンパンマンのような簡単なものなら4～5歳ぐらいの幼児にもできます。これも視覚性認知の機能を育てる上では役にたつ遊びです。模写する機能、全体を統合してみる機能、模写したものを判断する機能などの成長です。しかし、このような遊びは集中力も関係してきます。遊びに集中させていくのは親や先生たちの役目です。

つみ木や粘土での遊びも重要な遊びです。4~5歳の子どもはまだ奥行きを感じることができません。三次元の立体像はまだ平面にしか見えていないのです。5歳を過ぎたころからのつみ木遊びや粘土遊びは三次元での遊びになります。つみ木を並べたり、つみ上げたものを壊したりする遊びから立体的なものをつくることに興味をもつようになります。並べる遊びから積み上げる遊びです。立体的な視空間認知力の始まりです。粘土遊びも力をいれて形をつくることで力を加えた実感と立体感とを合わせて感じることになります。両者とも特徴があり、すばらしい遊びの道具です。

なお、つみ木はプラスチックでつくられたものより木でつくられたものが体験を豊かにします。大きさと重さとの関係を実感として理解できるからです。いろいろなブロックを組み合わせて遊ぶレゴとよばれるおもちゃもあります。これは7歳を過ぎた子どもたちが熱中するおもちゃですが、4~5歳の子どもでも遊べる場合があります。これは高度の三次元の視空間認知力を育てます。

自動車などのおもちゃは電池で動かすのではなく、手で動かすものがこれらの機能を育てるには役にたちます。また、おもちゃも絵本と同じで多く買ってあげるのは好ましくありません。遊びに集中できず遊びが中途半端に終わってしまいます。理解力の育ちも中途で終わることになります。数少ないおもちゃを家の中で目につく机や座布団、食卓の茶わんやおはしなどを利用して遊ぶこともすばらしい遊びとなります。遊びにいろいろな考えを入れることにつながるからです。想像力、計画力を育てる遊びです。

なお、最近は少なくなってきました砂場遊びもこれらを育てる上ではたいへん貴重な遊びです。おもちゃの移植ごてなどをつかってお家やお庭をつくります。そこに穴を掘ったり、木を植えたり、橋をかけたりします。そこでつかう道具は視空間認知から手の運動行為への協調を学ぶことにもなります。また、この遊びには順序が求められ、遊びの内容もダイナミックになります。これは台所で料理をつくることにも内容が一致します。お手伝いです。これらの遊びも複雑です。左右の後頭葉から頭頂葉、側頭葉で理解した内容を前頭葉に結び付ける機能の成長につながります。順序を学ぶことは計画性を育てることになります。お母さんは汚いといわないで、気持ちにゆとりをもって台所のお手伝いをやらせてみましょう。

これらの成長にともなって、子どもたちは次第に三次元の世界を理解するようになります。奥行きのある絵を描きはじめます。立体的に描けるようになるのです。野球のボールをきちんとキャッチできるのも5～6歳のころからです。動きを立体的にみることができるようになるからです。

では、このような遊びによる立体的、動的視空間認知能の成長は、子どもの学習にとってどのような機能と関係していくのでしょうか。もっとも大きな影響は文字を書く準備を脳にさせていることです。字を書くには、字形の構成認知と周りとのバランスを判断する視空間認知の成長が必要になります。1年生ではまだこれが成熟していない子どもがいます。そのために文字を書く練習ノートには四角の枠が書かれているのです。また、形の大小も感じとるようになります。大きさの判断が可能になるのです。これは数の大きさの理解にも関係します。

最後に、お絵かき、積み木遊び、ままごと、砂遊びなどに共通する重要な機能の成長があります。それは創る力の育ちです。創造力の成長です。創造力は成人になって前頭葉を中心にものごとを計画し、実行していく重要な機能のひとつです。大人になって社会からもっとも求められる能力のひとつです。

4. 語彙の重要性

語彙とはすでに述べましたように理解できている単語の数です。「彙」は集まりを意味します。小学校に入学するまでに子どもは5000個ほどのことばを理解できるようになっているといわれています。ことばの語彙です。意味を理解できる話しことばの数が生まれてからの5年間で0個から5000個にも育ってきたということです。すばらしい発達です。

幼児期の語彙の成長は、幼稚園や保育園での子どもたち同士での楽しい遊び、お話、ままごとやかけっこなどの体験によって育っていきます。これらのすべてに共通しているのはことばです。乳幼児にはことばとして聞いたものを意味として理解する基礎能力が先天的にあるといわれています。このような多面的な生活環境によってことばは正しく理解されて育っていくことになります。保育園や幼稚園での遊び、かけっこ、お絵かきだけでなく、動物園や水族館、ピクニック、海水浴などでの体験や、動物や花などとの出会い、家ではお母さんの料理の手伝い、ままごと遊びでの会話などで幼児の語彙は豊かに増えていくのです。

最近のテレビやビデオに依存傾向のつよい子どもたちの語彙の少なさについてはいろいろと心配する声が聞こえてきます。筆者はあいまいに理解している語彙が増えているように感じます。たとえば、5歳の子どもに「明るい色」といった場合、「明るい」ということばを光の量として理解してほしいのですが、「赤い色」として理解している子どもが少なくありません。正しい語彙を増やすには豊かな遊びが必要だというのはこのことを意味しているのです。「空があかるくなってきたね。朝だね」「あの夕焼け空の雲は赤いね、燃えているみたいだね」と話しかける親のことばは、実際にそれを体験することでその意味を正しく知ることができるのです。これによって語彙の正しい理解が可能になっていきます。語彙の増加は聴く力を成長させることにもつながるのです。

子どもの聴く力をつよくするには両親のリテラシーのある生活環境づくりが重要であるといわれています。リテラシーとは教養的と訳されていますが、正しいことばを豊かにつかう会話の環境です。仲間同士でつかう会話語と社会でつかわれることばのつかい分けです。「おれ」「あんた」と「ぼく」「あなた」です。なお、国際的な教育課程（国際バカロレア International Baccalaureate; IB）では、リテラシーは識字と訳されます。読み・書き・算数を機能的につかいこなせる能力を機能的識字としています。文字を含めたことばの豊かなつかい分けです。

子どもがことばの意味を間違えてつかうことはよくあることです。しかし、この間違いは遊びや会話が豊かであれば、親や家族との会話の中で次第に是正されていきます。意味を正しく理解している語彙をふやしていくことは、学校が始まって文字を学ぶときに、あるいは先生や友だちとの会話が複雑になってきたときに誤解や争いを少なくすることになります。そして、これは集団生活でのストレスをつくらないことにもつながるのです。

なお、子どもたちがことばを話すとき、ときどき自分の話すことばを間違った音のままで話していることがあります。センセイがテンテイ、シッコがチッコ、サッキノオバサンがスッキノオバサンなどです。周囲から聞く音声と自分のだす音声との一致が遅れている場合です。具体的には音の言い間違いです。自分で気づかずに話をしています。ひとはことばの音を頭頂・側頭葉から弓状束をつかって前頭葉のブローカ領域に送り、ことばとして表出しています。大人は自分の話したことばの音声が自分の考えていた音声と間違いなく一致していることを無意識に確認しています。これは子どもの時からの学習結果です。子どものこの間違いはこの表出機能の成長が少し遅れているのです。この言い間違いは気持ちが高ぶっているときによく生じてきます。一過性の遅れです。

正しいことばを親がやさしく聞かせ、ゆっくり話しなさいとアドバイスをすることで是正されていきます。しかし、どうしても是正できない場合もあります。この場合には専門医による診断と指導が必要になります。病的な場合は失構音《しつこう》（アナルトリー anarthria）とよばれます。これらの過ちは、第3章で述べました大人の脳障害で生じる語性錯語、音韻性錯語と同じメカニズムとなります。異なる点は子どもの場合は大人のような後天性障害ではなく未熟、あるいは機能障害によって生じていることです。この頭頂・側頭葉から弓状束にいたる脳組織は発生的に新しい領域で、ひとだけに出現してきた若い脳組織と考えられています。

なお、語彙には外国からのことばも含まれます。ホームラン、サッカーなどカナ文字で書かれることばです。これもお兄さんやお姉さんとの豊かな遊びの中で自然と学習していくことになります。

まとめますと、話しことばでの語彙は遊びを中心とした幼稚園や保育園、家庭や近所などの小社会という環境の中で、豊かな体験と会話、楽しい遊びによって育っていくということになりましょう。

5. 概日リズムと記憶力（図12）

地球上に生命ができたのは太陽の光と水や窒素など数種の元素があったからと説明されています。すべての生命はこれらの元素と太陽の光によって生まれ、進化してきました。ひとの生命も起源は同じです。ひとの脳も太陽が昇るとともに活動をはじめ、陽が沈むとともに眠りにつくのを原則とします。地球の周期によって支配される生命のリズムです。しかし、ひとが光をつくったことによりこのリズムは崩れてきました。そこにいろいろな病気もできました。眠れないと訴える病気です。気分がすぐれないという病気です。リズムの崩れは子どもでは簡単に2次障害をおこし、不登校やひきこもりとなっていきます。

この生活リズムは第2章でも説明しました概日リズムです。起床、就眠、食事などすべての生活上でのリズムです。このリズムは太陽の光に支配されています。目の網膜に入力されてくる光によるリズムです。図9を参照して以下の説明を読んでください。

光の刺激はまず網膜細胞で受け止められます。この情報は後頭葉の視覚野に送られていきます。脳は光の量的変化を網膜から後頭葉にいたる途中の視交叉というところに接しているニューロンで感じています。このニューロンは近くの松果体にこの光の変化を送っています。松果体は光量が暗くなってくるとメラトニンとよばれるホルモンを分泌しはじめます。このホルモンの作用は脳幹の網様体賦活系の機能を低下させ、ひとを眠りにつかせ

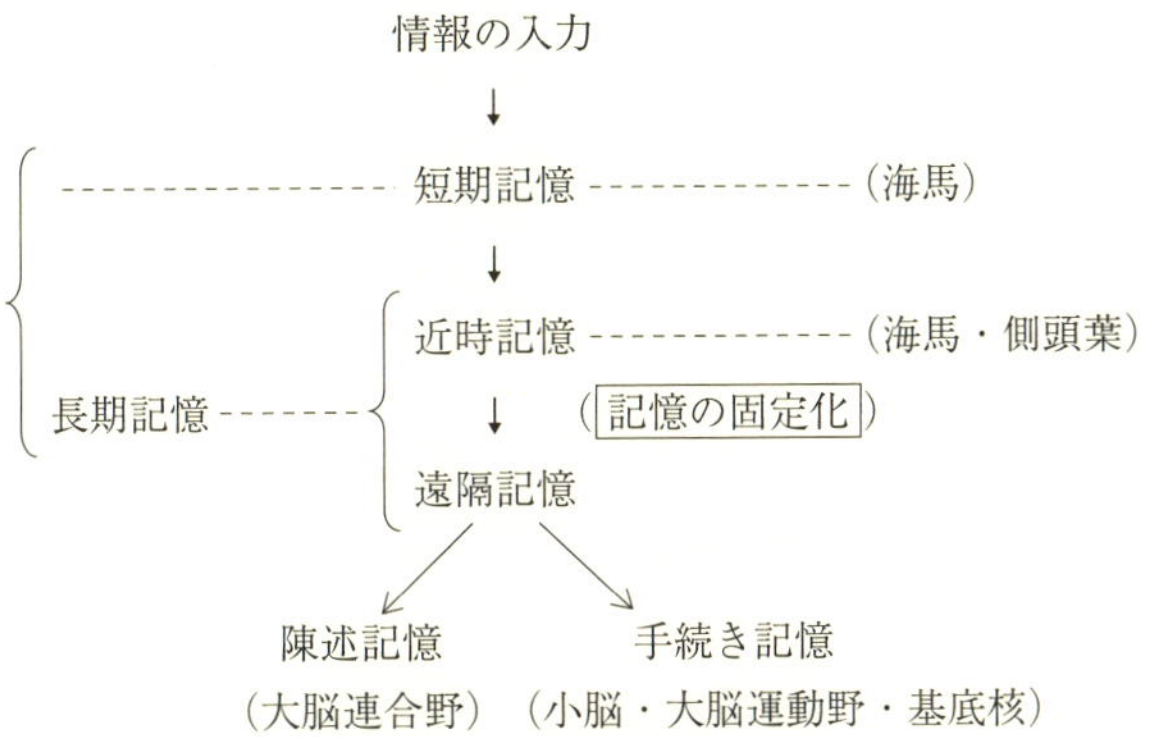

図12　記憶の種類

記憶は時間的に電話番号のような数十秒ほどのすぐ忘れられる短期記憶と長く覚えられる長期記憶に分けられます。長期記憶はさらに数時間から数日におよぶ近時記憶と年におよぶ遠隔記憶に分けられます。短期記憶は海馬内で保持される記憶で、リハーサルによって再生されています。近時記憶は側頭葉周囲の皮質に保持されていると考えられています。近時記憶は、シナプス結合が弱いために記憶の重ね書きがないと失われていきます。

遠隔記憶にはことばで思い出される陳述記憶と自転車乗りのように動きが記憶されている手続き記憶があります。前者は側頭葉を中心に大脳の連合野で、後者は小脳、大脳運動野、基底核などで保持される記憶です。

記憶の固定化はヘッブ（Donald O. Hebb,）によって長期増強理論として明らかにされました（1949）。記憶は新しいシナプスが形成されることによって固定化されると考えられています。

ることになるのです。脳は地球の自転による光量の変化に応じて概日リズムをつくっているのです。このリズムは脳の中のニューロンがもつ時計遺伝子とよばれる遺伝子と結び付いてつくられていきます。

松果体は眠りの作用だけでなく辺縁系や脳幹部の細胞群にさまざまな影響を与えています。辺縁系の細胞では海馬での記憶力、扁桃核でのこころの安らぎ、また、脳幹部や視床では身体の成長、自律神経系のバランス、前頭葉の機能では計画力、判断力、創造力、意欲などへの影響です。子どもの学習でいえば、これは記憶力と落ち着き、学習への意欲などに影響しているのです。

ここでは睡眠と記憶の関係について説明をいたします。睡眠の記憶力に与える影響がとても大きいからです。子どもの睡眠時間は多くとることが原則です。新生児は平均して16時間、5歳の子どもでも10時間が求められています。小学生でも8時間は必要な睡眠時間です。睡眠には、身体をやすませる徐波睡眠（ノンレム睡眠）と身体はやすんでいても脳は目覚めているレム睡眠があります。レム睡眠は脳の中で翌日の生活に必要な神経ホルモンをつくっています。意欲や落ち着き、記憶力や判断力などに関係するホルモンです。規則的で良質な睡眠はこの機能を支えています。

この睡眠を阻害するものは睡眠直前まで見ているテレビ、ビデオゲーム、ケイタイです。松果体は光刺激に敏感です。夜遅くまでのこれらとの遊びは睡眠リズムを狂わしてしまいます。眠りにつく直前までのこれらの遊びは光の刺激となり、松果体のホルモン分泌の開始を遅らせます。光量が少なくなって松果体がメラトニンを分泌しはじめるまでには2～3時間ほどの時間がかかるからです。概日リズムの維持には夕食後のテレビやビデオからの刺激を少なくすることが大切な条件となります。

この睡眠時間の短縮は記憶の固定化にブレーキをかけ、文字による語彙の増加を阻害します。記憶は睡眠に

コラム②

子どもの失語症 ― ランドー・クレフナー症候群　Landau-Kleffner syndrome ―

それまでまったく異常のなかった子どもで急にことばの混乱が生じてくる病気があります。年齢は幼児から小学校低学年の子どもたちに多く見られます。会話での反応がにぶったり、ことばを聞き返してくるようになったり、話す音韻が不明瞭になったり、ことばの言い間違いが目立ったりしてきます。場合によっては、話すことばが少なくなったり、話さなくなることもあります。中には、徐々に進行するため単純なことばの遅れのように見えるときもあります。内容は、感覚性失語の場合、表出性失語の場合、両者を合併している場合などさまざまです。いろいろな行動異常をともなってくる場合もあります。

病名としては後天性てんかん性失語症となります。てんかん発作が前後しておきてくる場合もありますが、おきない場合も少なくありません。

診断は脳波検査です。下の図のように両側性、全般性に1.5ヘルツの棘徐波結合とよばれる特徴的な脳波が、とくに睡眠時に持続してあらわれてきます。血液学的な検査、純音の聴力検査、画像検査などに異常はありません。知能検査でも言語性IQだけが低下しています。

原因は、多くは不明で、免疫学的な異常論、感染論などがあり、まれには薬の副作用が誘因になる場合もあります。ことばが混乱するのは、睡眠時での脳機能の低下がことばなどの脳の機能に混乱をおこさせてくるためと考えられています。

治療は、抗てんかん剤やステロイド剤などが使われています。効果は比較的によく、脳波の改善とともに症状も改善してきます。ただ、脳波の検査が行われなく、数か月以上に診断がおくれると言語や情緒の発達、注意力に障害が生じてきます。(図は鳥取大学 前垣義弘先生から提供をうけました。)

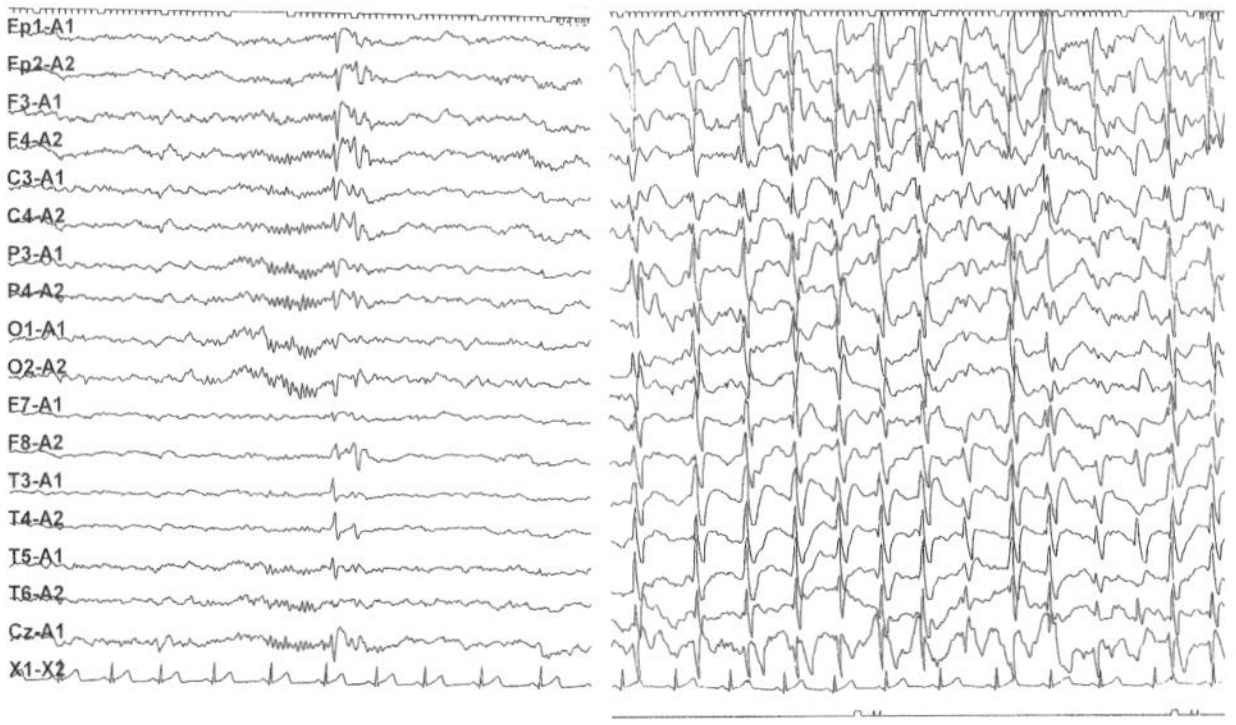

よってはじめて脳の中に固定されていくからです。図12に説明されているとおり、最初に海馬に送られた学習や会話からの記憶は短期記憶となります。さらにこの短期記憶は近時記憶、そして遠隔記憶へと移動し固定化されていきます。機能的ＭＲＩの研究によれば、睡眠は近時記憶に始まる記憶の固定化に大きく関与しており、睡眠の障害はこの固定化を阻害していることが明らかにされています。美術館や水族館などでの思い出や旅行での楽しかったこと、友だちと遊んだことなどをことばで思いだすことが困難になるのです。

思い出はことばで話す陳述記憶とよばれる記憶です。練習してできるようになった自転車乗りや泳ぎなどの練習による技法の記憶は手続き記憶とよばれます。睡眠はこれらのすべてに関係していくのです。記憶を固定化していくメカニズムはニューロンの長期増強のメカニズムとして明らかになりました。記憶のメカニズムは睡眠中にのみ機能しているのです。概日リズムの崩壊は、ことばについていえば、心内辞書に残されねばならない語彙の増加を困難にしていきます。

睡眠時間をくずしたままでの小学校入学では、入学後の学習で始まる読み・書きや算数での理解が進まなくなります。前の日に学んだ記憶が残っていかないからです。小学1年生での概日リズムの確立は学習をはじめる上での絶対条件なのです。親や教師はこのことをしっかりと理解しておく必要があります。

6．こころの成長と特別な問題

本書を読まれている方の中にはわが子が学校にうまく適応できるだろうかと心配しておられる方も少なくないと思います。一人っ子で友だちとけんかをした経験の少ない子ども、十分に子どもと遊んであげられない環境で育っている子ども、ひと見知りのつよい子ども、いろいろな理由からテレビに多くの時間をさいている子どもたちです。近所の子どもたちと遊び、話す機会が乏しいままで育ってきた子どもたちです。このような子どもたちはしばしばほかの子どもたちとの間でコミュニケーションがうまくとれません。根底にはことばの育ちが遅れていることにあります。結果としてこころが年齢相当に育っていないのです。

5～6歳になると、多くの子どもたちは他者のこころを知ることができるようになってきます。自閉症の原因としてバロン・コーエンが述べたこころの理論です。彼は、子どもは3歳までに他人のこころを直感的に理解することができるようになるが、まだ他人のこころが自分のこころと異なっていることはわかっていない。しかし、5～6歳ごろになるとそれがわかってくると述べています。他人のこころが自分の考えているこころと異なっていることをわかることは、他者との協調ができるようになることを意味します。すなわち、他児とのコミュニケーションがとれるようになることです。

しかし、前に述べたような環境で育ち、ことばが豊かにつかえない子どもたちは他者のこころを理解することがなかなかできません。結果として、子どもたちとの間でしばしばトラブルが起きてきます。いじめや暴力も起きてきます。

残念ながら、彼らをうまくとりしきってほしい幼稚園や学校の先生たちもなかなかうまく処理してくれません。結果は、園や学校と親とのトラブルになってしまうか、子どもが園や学校に行けなくなってしまうかとなります。また、この子どもたちにやさしく対応してほしい地域も核家族化でしばしば知らぬ顔です。すべての根底には、少子化、核家族化、地域の崩壊があります。結果として、親ばなれ・子ばなれができなくなり、悪循環が続きます。

小学校低学年は、こころの成長をつぎのステップに高めるときです。この成長は理解できることば、つかえることばの豊富さによって育っていくことになります。この段階でのことばの少なさは気持ちを表すことばの貧しさとなり、それは自らのこころに語りかけるゆとりをなくし、相手の気持ちを理解することを困難にします。これは9歳の壁といわれる現象でもあります。小学3～4年ごろから子どもたち同士でのことばの交流は精神的なものまで深まってきます。この時期、子どもたちはことばの交流によって自分のこころを知り、相手のこころに思いを馳せることができるようになってくるのです。自分と相手のこころを理解できるようになってくるのです。しかし、いじめる子は相手のこころの不安や悲しみがわからず、いじめられる子は相手のこころの寂しさがわからないでいます。

この子どもたちへの対応は、遅くなれば遅くなるほど解決を困難にします。親はわが子がおこす問題の表面的な事象だけに注目するのではなく、わが子のどこに問題があるのかを客観的に冷静に把握し、それを子どもの気持ちが落ち着いているときに互いに話し合って、子どもと一緒に解決への方法を考えてほしいと思います。わが子を抱え込んでしまうのがもっとも危険な対応です。なにより親の冷静でやさしいことばが子どもにはすなおに聞こえていくからです。そして、孫が可愛くて仕方がないおじいちゃんやおばあちゃんも冷静な対応をしてほしいと思います。家族全体が同じ考えで対応することがもっとも良い結果を生むことになります。

また、保育士や教師もこの子どもたちのこころの育ちの遅れを特別な目でみるのではなく、ことばの遅れとして理解し、集団の中で豊かに遊ばせるこころの交流の重要性をしっかりと意識する必要があります。

そして、近所のひとたちもあの子はワルといって避けたり、変わった子として色目でみるより「元気かい」「おはよう」と声をかけてほしいのです。子どもが育つことばの環境の重要性を地域の人びとも彼らをわが子同様のこととして理解し、気配りをしてほしいと思います。家族と地域の絆です。

なお、このような子どもたちの中には、解決できない環境のもとで育っている子どもや子ども自身が身体的・機能的問題を抱えている子どもたちもいます。

Kくんはお父さんが先天性の重度聴覚障害者、お母さんも後天性の重度聴覚障害者でした。さいわい2人の間に生まれたK君には聴覚障害はありませんでした。周囲のあたたかいサポートでKくんは1歳を過ぎると順調にことばが出てきました。しかし、2歳を過ぎて近所の子どもたちとの遊びでは遅れをとるようになりました。わが子が近所の子どもたちと遊ぶことに両親が消極的だったのです。ことばの育つ環境を家庭の環境から近所の環境へと広げるチャンスを失したのです。二語文が遅れ、ことばの音韻も明瞭に成長しませんでした。手話で話す両親のもとではことばの環境が豊かでなかったのです。両親との手話などから判断するかぎりKくんに知的な遅れはなかったのですが、彼はいま特別支援学級に通っています。音韻の不明瞭さ、テニオハの使い方の遅れ、感情的なことばの表現困難、語彙の少なさです。振り返ってみれば、近所の子どもとの遊びだけではなく、K君にはお母さんから絵本を読んでもらうチャンスもありませんでした。残念ながら地域もこのことに気づかなかったのです。

出生時やそのほかのいろいろな原因で発達にさまざまな問題を抱えている子どもたちもいます。知的発達障害、肢体不自由、難聴、視力障害、先天性心臓病、長い闘病生活などでさまざまに行動が制限されてきている子どもたちです。彼らは幼いときから近所の子どもたちと遊ぶチャンスに恵まれていません。結果として、彼らは集団の中で遊びの対応ができず、落ち着きをなくし、行動も不安定になってしまいます。彼らはしばしば注意

コラム③

知的発達障害 Intellectual Developmental Disability

欧米では精神遅滞 Mental Retardationという用語が一般的につかわれています。知的機能が平均以下（IQ70以下）で、教育的、社会的適応能力も平均以下であることが基準とされ、18歳までに発症するとなっています。世界保健機関WHOはIQ50～70を軽度、35～70を中等度、35～20を重度、それ以下を最重度としています。

記憶力や理解力の弱さ、ことばや語彙の少なさ、結果として他者との意思疎通や生活全般での適応につまずきます。症状診断ですので、原因は多彩です。染色体異常などの先天的なものから周産期の脳障害、幼少児期の脳炎や頭部外傷などがあります。原因不明の場合も少なくありません。その場合は詳細な生物学的な検査や遺伝相談が必要になる場合もあります。

発達医学の立場からは、知的発達にリスクがあると考えられた場合は、心理検査だけで終わるのではなく、血液生化学検査、MRIなどの画像検査、脳波検査は幼児期にぜひ受けておいてほしい検査です。

対応は社会生活的指導と福祉的援助となります。早期からの教育指導が重要です。認知発達論の巨匠ヴィゴツキーは二次障害への対応を強調し、子どもたちへの指導は発達段階でその子どもより能力的に少し高いレベルの子どもたちの中で指導すること、また、隠れている能力への可能性に目を向けることの重要性を述べています。

ここでは、コラム③、④、⑤で紹介する病気の理解のために知能intelligenceと認知cognitionとの関係について述べておきます。

コラム④、⑤、⑥の子どもたちは知的発達障害ではありません。ひとりの子どもに知的発達障害が重なってくる場合もあるのですが、両者は別の概念で考えねばなりません。これが重要であることは、どちらの病気がその子どもにとって重要であるかで指導方針が異なってくるからです。

認知機能への理解は、コンピューター科学と脳科学の進歩によりこの40年ほどでたいへん進みました。知能が脳の機能を全体として数値化して考えるのに対して、認知は脳のもっているいろいろな機能をひとつの容量（モジュール）として考えています。ことばの機能、注意力の機能、空間視覚の機能、記憶の機能などです。具体的な内容はそれぞれのコラムで理解してください。

欠陥／多動性障害（ADHD）や自閉症スペクトラムなどと診断され、教育現場から阻害される傾向にあります。彼らへの判断は知能テストだけの評価では子どもを正しく評価したことにはなりません。関係者は、子どもの示す行動をそのままで評価するのではなく、問題点は何か、二次的に生じている問題は何か、それらの背景には何があるのか、その解決にはどんな方法が考えられるか、解決への方法は論理的、倫理的に正しいのかなどを考えてほしいと思います。これはクリニカル・パスとよばれている考え方です。問題が複雑であれば、解決せねばならない問題に順位をつけて対応を考えることも必要です。トリアージ（triage 優先割当）的な考えです。対応が自分ひとりで不可能な場合にはいろいろな関係者の協力やセカンドオピニオンとしての意見を求める努力も積極的に行ってほしいと思います。

いま、精神医療の現場はアメリカ精神医学界の診断基準（DSM - Ⅳ）の考え方が主流になっています。この考え方の最大の欠点は、その時点で目の前に見える症状のみによって診断をしてしまう危険性です。子どものこころや行動はある時点、ある場所だけで診断できるほど簡単ではありません。親や家庭、地域の生活環境が子どもの行動に大きく影響しています。日によって行動の内容も大きく変化します。関係者は問題をもつ子どもの背景をよく考えて、対応を考えてほしいと思います。知的発達遅滞児についてのコラム③の中でヴィゴツキー（Vygotsuky, L.S.）の述べた対応の基本が書かれています。この考え方がこのような問題での解決の基本にあると思います。

第6章

国語・算数を始めるにあたってどこが重要か
――1〜2年生での国語――

本章で学ぶこと

本章では、日本語の文字の特徴と文字を学習する上での重要な点について解説します。

歴史的にみて文字は話しことばの後につくられてきました。遠くにいる人びとに情報を伝える目的でつくられたのでしょうが、記録を未来に残しておく目的もあったのでしょう。

日本語は3つの文字形態をもつ世界に類のない独特な文字体系です。かな文字とカナ文字、そして日本語化した漢字です。いずれも母語の基本になる文字です。そのため、日本語の文字は複雑となり外国のひとにとっては日本文字の読み・書きはたいへん難しくなっています。

かな・カナはひとつの文字がひとつの音韻です。一方、漢字にはひとつの文字に音読みと訓読みという2種類の読み方があります。かつ、漢字の字形を処理する脳の部位はかな文字とは別のところにあり、そこでは音韻化をしません。そのため子どもたちの文字による語彙が育ちにくくなります。ここに漢字の音読と筆記の重要性があります。

文字を書くのは、写字から始まります。写字、書き取り、自発書字と進みます。これらは音読とともに書字運動が行われ、それらが記憶されて学習が進みます。学習の目的は文字による語彙を増やすことにあります。話しことばの語彙が豊かで、音読の学習が早く上達すれば書字練習の効果もあがります。重要なことは、文字の習得にも感受期があることです。かな文字の読みは2年生までにクリアーしておくことが重要なのです。

なお、数字は、文字の学習と似たところが多いため、ここでは算数の理解についても説明をいたします。

はじめにでも述べましたように文部科学省の学習指導要領は、B「書くこと」、C「読むこと」としています。しかし、脳がことばを学習していく順序は「読むこと」から始まります。文字という字形の音韻化が学習のスタートなのです。したがって、ここでも「読むこと」から解説をはじめます。

1. 文字を読む（図13）

第1章で説明したようにかな文字もカナ文字もひとつの文字がひとつの音韻で読むことになります。そして、「ん」を除いてすべての五十音は最後の音が5つの母音（/a/ /i/ /u/ /e/ /o/）で終わります。この原則はかな文字もカナ文字も同じです。

第二次世界大戦が終わるまでは、小学校の教育はカナ文字をはじめに教えていました。戦後はそれがかな文字に変わりました。ここでは、かな文字を中心に説明をします。カナ文字の基本はかな文字と同じと理解してください。

かな文字は5つの母音と濁音などを含めて17の子音からなります。その中で、や行が3つ、わ行が2つの音韻ですので、拗音などを除くとかな文字の音韻は全部で71となります。71個の文字に71個の音韻です。1：1の関係です。そのため、かな文字に合った音韻を覚えるのはそれほど難しくはありません。とくに絵本をお母さんから読んでもらっていて、かつ体験を豊富にしてことばからの語彙を豊かにもっている子どもは、文字に音韻を合わせるのは簡単です。ただ、「きゃ、しゃ、ちゃ、にゃ、ひゃ、みゃ、りゃ、ぎゃ、じゃ、ぢゃ、びゃ、ぴゃ」など36個の拗音や、「しんぶん」や「にほん」の「ん」の撥音や、「にっぽん」の「っ」のような促音の文字は注意をして理解させてください。拗音にはそれぞれに3つの変化があります。「きゃ、きゅ、きょ」です。最後の母音が /a/ /u/ /o/ です。これらの学習は小学校低学年ではやや苦手の子どもがいます。英語の文字にはこのような小さな文字がないことも特異的です。しかし、多く子どもたちは繰り返して字を声にだして読むことで次第にうまく言えるようになり、書けるようになります。

文字に音韻を一致させることはデコーディング（decoding 音韻化）といいます。逆のエンコーディング encoding に対することばです。エンコーディングは符号化と訳されます。/ta/ という音韻が「た」という文字（符号）に置き変わることです。したがって、デコーディングとは符号を解くという意味になります。「さ」が /sa/ の音韻になるのです。かな文字ではひとつの文字がひとつの音韻ですので、日本語ではデコーディングの重要性はあまり気になりませんが、外国での子音と子音を合わせた ch や th のような文字を読む英語ではデコーディングは大きな問題となります。

なお、かな文字の「お、こ、そ」や「ぎょ、しょ、ちょ」のような五十音の各行の最後が /o/ の音韻で終わる文字は、第1章で説明しましたように、/o/ と読んだり、/oo/ と読んだり /ou/ と読んだりします。かな文字の音韻は音の長さにこだわりません。したがって、長さにこだわるモーラは、/o/ や /ko/ は1つのモーラですが、/oo/ や /ou/ は音韻が長くなるので2つのモーラになります。複雑です。

また、文部科学省は「は」を/ha/と読ませますが、実際には/wa/と読む場合も少なくありません。「へ」も/he/と読ませますが、実際には/e/と読んだりします。逆に、「お」と「を」はともに/o/と読ませています。ひとつの文字がまったく違った2つのモーラになったり、ふたつの文字がひとつのモーラになっています。この問題は日本の文字に特異的で、理屈では説明しにくい問題です。習慣として教えていくことになります。しかし、この読みはともに文法の理解という面ではとても重要な問題と考えます。

かな文字は、ひとつの文字を読んでも単語としての意味をほとんどもちません。子どもたちにとってこの勉強はおもしろくありません。しかし、「た」「ぬ」「き」を続けて「たぬき」と読むことで意味がでてきます。子どもたちはここではじめて単語の文字に興味をもつことになります。

かな文字を読む練習は、ゆびで文字を一つひとつ押さえながら声にだして読むことで効果を高めます。逐次《ちくじ》読みです。五十音がほぼ読めるようになったら、2つ、3つの連続した文字で単語になった文字を読ませることで、かな文字の読みはしだいに単語として読むように習慣化されます。「いぬ」「りんご」「じてんしゃ」などです。幼児期にこれらの単語を体験から理解している場合、子どもは「いぬ」と読むことで実物をイメージでき、容易に続けて読めるようになります。文字より話しことば（単語）が先に発達しているからです。注意しておくことは、わずかとはいえ子どもの中にはこれらを体験していない子どもがいることです。

3〜4文字が続く単語を読むのは簡単ですが、かな文字が10字を超えてくると前後の関係が不明瞭になってきます。漢字が利用される理由はここにあります。最近では、漢字を減らしてかな文字を多くつかう傾向にあります。視覚上、漢字のもつ硬いイメージを柔らかくする意味があるからでしょう。たしかに漢字が5つも続くと硬い印象は避けがたくなります。しかし、逆にかな文字が長く続くと読みづらくなります。

では、脳は文字をどのように映像化し、どのようにしてそれを声にしているのでしょうか。まず、すでに示した図9をみてください。はじめに文字、たとえば「あ」という文字が眼の網膜に映ります。網膜細胞の興奮は視床（外側膝状体）をとおり後頭葉の一次視覚野に伝えられます。感覚されたレベルです。さらにその情報は詳細にみる左の優位半球の二次視覚野（連合野）へと移されます。知覚のレベルになってきます。

一方、文字の読み方を教えている先生は、ボードに字を書きながら、この字は「あ」だよと指で字を示しながら声をだして読みます。ここは図8を参照してください。その音声の振動は蝸牛の神経細胞を興奮させ、この情報は視床（内側膝状体）から一次聴覚野にいき、さらに左半球のウェルニッケ領域にとどきます。

ここからは図13を参照してください。ウェルニッケ領域は縁上回・角回と接しています。ここ

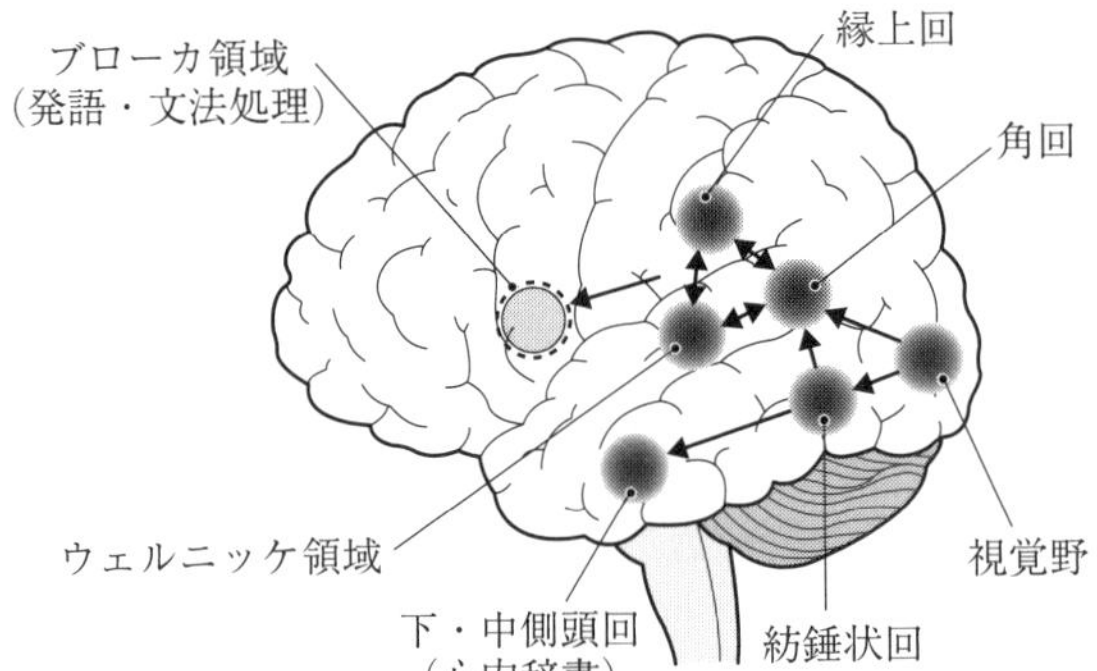

図13　文字を読むシステム

網膜から外側膝状体をとおり視覚野に入力されてきた文字は2つのルートで処理されていきます。ひとつはかな文字のルートで、優位半球の後頭葉の視覚野から頭頂葉の角回・縁上回に移動し、音韻化と連結するルートです。複数のかな文字はウェルニッケ領域との連携により単語として理解されていきます。もうひとつは漢字のルートで、視覚野から下側頭葉の紡錘状回に移動し、字形の特徴を把握するルートです。表意文字はここで理解されます。紡錘状回で把握された字形は角回にまわり音韻化されます。

これらの文字が音読される場合は、話しことばと同じく、弓状束をとおり前頭葉の下後方にあるブローカ領域に情報が移され発語となります。文や文章はここで統語処理を受け読まれていきます。なお、子どもの音読では右半球でもほぼ同じ場所で神経細胞の活性化が認められています。右半球では音読からの感情の理解が行われているようです。

で先生の声の /a/ という情報と網膜から入ってきた「あ」という文字の情報がつながるのです。この結合が何度か繰り返されると聴覚細胞の軸索と視覚細胞の軸索がともに伸張し、縁上回・角回で連結し、ここにシナプスの連結が生じることになります。「あ」という文字の形態と /a/ という音の情報が双方向性につながり、字の音韻化が成立するのです。デコーディング（音韻化）の成功であり、エンコーディング（符号化）での成功です。したがって、この成功は子どもが単語の意味を知っておれば、複数のかな文字を一括して視覚におさめる方が学習効果をあげやすくなるのです。

逐字読みによって単語が浮かび、それが音韻化される場所は、角回・縁上回が中心になっていると考えられています。すでに述べましたようにウェルニッケ領域、角回・縁上回を合わせて広くウェルニッケ領域ともいわれる所以《ゆえん》です。

文部科学省の学習指導要領では、1・2年生の学習目標で「書かれている文章の順序や場面を理解し、想像を広げ、楽しんで読む」3・4年生で「内容の中心をとらえ、相互の関係を考え、幅広く読む」となっています。理想ではありますが、1・2年生で重要なことは「単語や文を正しい音韻で、はっきりとスムーズに楽しんで読む」が教育目標ではないかと思います。ここで十分に理解できていない子どもを残して先に進むことは、その子の将来に決定的な理解不足を残すことになります。

残念ながら、音読の重要性について学習指導事項には1行しか書かれていません。音読は文字をスムーズに読めるようになる学習として最優先の手法です。子どもの脳は音読によって文字形態と音韻のニューロンを連結させてはじめてその先の理解へと進むことができるからです。

文字教育は小学校に入学してから学ぶことになっているのですが、かなの1文字は1音韻のため絵本をよく見ている子どもたちは早くからかな文字のひろい読みをしているようです。したがって、連続したかな文字の単語での逐次読みをスムーズに読めるようにすることが低学年でもっとも重要な教育目標となりましょう。さらに、拗音や促音を含む単語の音読がスムーズにできればその子の興味に合わせて文字の理解はひろがり、想像への発展もひろがっていきます。

漢字の読みも基本的には同じルートで読んでいくことになります。かな文字と漢字の違いは、かな文字はひとつの文字がひとつの音韻ですが、漢字はひとつの文字がひとつの音韻の場合もあれば、2~3個の複数の音韻となっている場合もあることです。木（き）、雨（あめ）、頭（あたま）の違いです。しかし、漢字は1個でも意味をもちます。漢字が孤立語とよばれる所以です。なお、漢字には第1章で述べたように訓読みと音読みがあります。「木」は訓読みでは〝き〟、音読みでは〝ぼく〟、「雨」は訓読みでは〝あめ〟、音読みでは〝う〟と読むことになります。音韻だけでなく、音韻の数も異なります。学習指導要領には訓読みと音読みのどちらに主体を置くのかは指示されていませんが、多くの学校では訓読みが優先されているように思います。話しことばにつながるからです。

漢字読みの学習は漢字の横に小さくかな文字を書いて読ませていくことになります。これをルビ ruby といいます。漢字の読みも話しことばの語彙を多く知っている子どもほど、学習が楽になります。とくに訓読みです。糸《いと》、貝《かい》、林《はやし》、犬《いぬ》、虫《むし》などです。幼児期の体験の豊かさが学習をスムーズにさせます。しかし、現実につかわれている漢字には音読みも少なくありません。たとえば、「先」が1年生に求められています。〝さき〟は訓読みですが、先生の〝せん〟の音読みで教える方が子どもたちにとっては覚えやすいでしょう。しかし、1年生の漢字には、音読みで「千《せん》」「川《せん》」も教えねばなりません。同じ読みになってしまいます。難しい問題です。文字読みでの脳の発達は民族のもつ文字によって異なっているという研究があります。日本の漢字では、訓読みの場合が右半球の関与が、音読みの場合は左半球の関与が大きいと考えられています。

結論的にいえば、漢字での訓読みと音読みの間にはきちんとした優先順位はないことです。文部科学省が各学年に要求している漢字は一般に利用されている漢字の頻度と字画の数から選ばれているようです。読み方や書き方の法則によって選ばれているのではありません。教育の場では、字の読み方に慣れさせることで学習をさせていくことになりましょう。漢字は字画が多いほど読みづらくなります。音読で間違った読み方をしたらそのたびに周囲から訂正してあげることが必要です。この音読の重要性は家庭での勉強にも求められていることです。

漢字に訓読みと音読みがあることは、英語で「read」という字が現在形では[ri:d]と読み、過去形になると同じ字で[red]と読むことと似ています。このような複雑な読み方は英語に多く、イタリア語などでは少ない傾向があります。日本語の場合でいえば、文字と読み（音韻）が一致するかな文字は簡単ですが、漢字は複雑になります。日本語は読むのに複雑な字（漢字）と簡単な字（かな文字）を混在させている文字体系です。世界にも類をみない文字をもつ国なのです。

漢字は基本的には表意文字です。読みだけでなく意味の理解も大切です。「木」が理解できれば、「林」や「森」への理解は読めなくてもできます。表意文字への理解は漢字の学習をスムーズにさせていく上で重要と考えます。なお、意味をもつ字は単語とよばれますが、すべての漢字が意味をもつ単語にはなりません。意味のある、なしにかかわらず字形として文字を表現する用語は、「正字」という用語がつかわれます。正字とはその国で正当とされる字形という意味です。

漢字とかなのもっとも大きな違いは脳での処理ルートです。漢字の字形の理解と記憶は側頭葉の後下部にある紡錘状回とその周囲で行われています（図13）。しかし、漢字の音韻化はかな文字と同じく角回・縁上回で行われています。漢字は目でみて字形を理解する領域と音韻として理解する領域が分けられているのです。そして、漢字の場合は字形の理解と記憶が音読に優先して処理されているようです。それだけに漢字の音読が重要となります。黙読だけでは漢字を本当に理解できているか否かはわからないことが多いからです。理解できていなければ意味をもつ文字としての記憶もできず、学習効果はあがりません。

なお、文部科学省は、小学校における漢字の習得を、1年生で80字、2年生で160字、3年生で200字としています。小学生の前半で440字の漢字を学ばねばなりません。筆者としては1年生で80字を求めるのは学習のスピードという点からは子どもにやや負担がかかり過ぎるような気がしています。かな文字での読み・書きの習得に時間のかかる子どもが少なくないからです。さらに、2年生になると覚えなければならない漢字の数も多くなり、かつ訓読みだけでなく音読みも求められてきます。また、国語だけでなく算数も難しくなってきます。1年生で勉強のリズムをつくり、2年生での高いハードルに備える考えが学校だけでなく家族にも求められています。家で行う勉強の習慣化です。このような理由から低学年での宿題は、国語と算数だけに重点を置くべきではないかと考えます。

コラム④では、読みにつまずいている子どものことにも触れています。字形の音韻化がうまくできない子どもたちです。ディスレキシアとよばれる子どもです。この障害はアルファベット圏の子どもたちに多くみられま

コラム④

学習障害 Learning disorder (LD) と読字障害 Dyslekixia

学習障害は、アメリカ精神医学会の診断基準（DSM-IV）では、文字を読む正確さとその理解力の低いこととなっています。しかし、わが国の文部科学省では、これに話す・聞くの能力低下も含めています。そのため、知的発達障害との区別がつかなくなり、正しい診断での対応ができにくくなっています。

学習障害の診断は読み、書き、算数のつまずきによって学力がいちじるしく低下している場合を指します。話す・聞くの障害ではないのです。頻度は、アルファベット圏で6～8%、わが国では1～2%です。日本での頻度がひくい理由は、かな文字の1文字が1音韻という単純な文字体系が日本語の中にあるからと考えられています。

学習障害の中核は発達性読字障害です。わが国でもしばしばディスレキシアと呼ばれています。ディスレキシアは二次的に書字障害をおこしてきます。「発達性」ということばは指導により変化（改善）するという意味があります。

ディスレキシアの病態は、字形と音韻の一致ができないことにあります。「あ」という文字が/a/という音韻に一致できないデコーディングの障害です。デコーディングでつまずくとエンコーディングにもつまずいてきます。

デコーディングは早期対応が基本です。対応は小学校時代がもっとも有効です。字から音への連結（音読）、字から字への連結（写字）、声から字への連結（書き取り）が指導の中心になります。下の図は、ディスレキシア児（9～12歳）の5例と対照5例の機能的MRIをまとめた図です。「やねのうえでほしをかぞえる」という文章と無意味な図形「≠∞§∈∀∝Ψζξφ Γ ∀∂」とを交互に読ませながら脳血流の集積部をみています。健常児はきれいに左の中側頭部に血液が集積し、文字を読んでいます。ディスレキシア児では血液の流れが後頭葉の視覚野でストップしたり、右半球や下前頭葉などにばらついています。（Seki, A., Koeda, T., et al. Brain & Develop. 23（2001）312-6.）

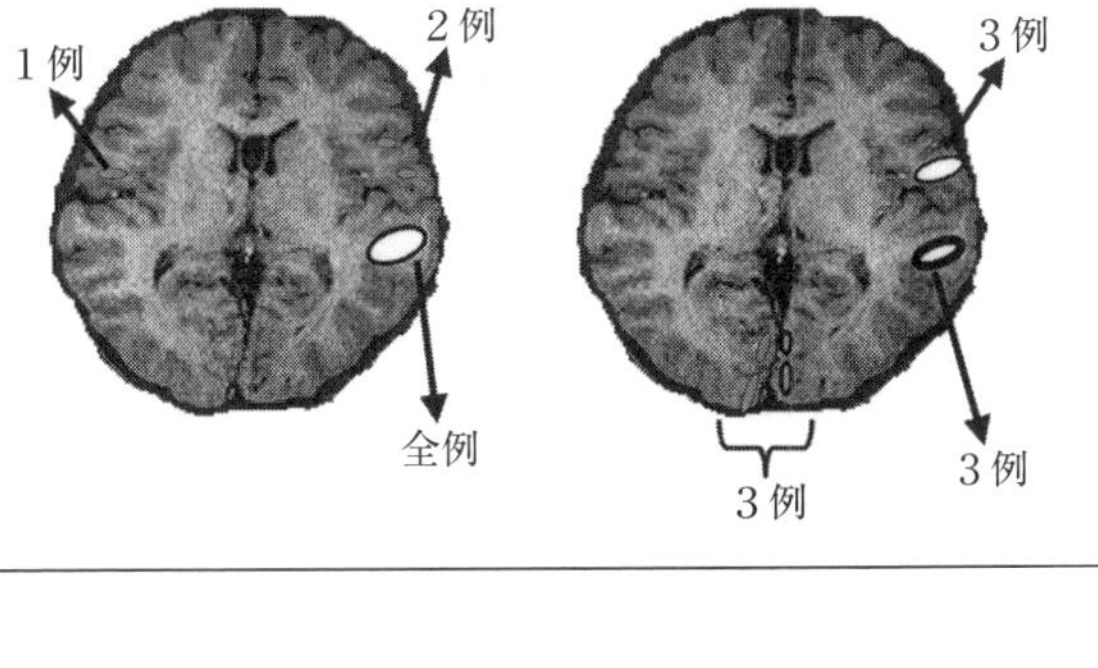

す。日本の子どもたちにも少ないとはいえ存在します。読みのつまずきはかな文字の段階から現れてきます。ディスレキシアでは、このつまずきを早く見つけて指導することがひじょうに重要です。かな文字のつまずきは漢字の読みに波及し、さらにつぎの書字につながっていくからです。このことはコラム④によっても説明しています。早く対応することの重要性を機能的MRIも示しています。

2．文字を書く（図14）

かな文字を書く学習は、うすく文字が書かれたノートの文字を上からなぞることから教育が始まります。うすく書かれた字形をなぞりながら、同時にその文字を声にだして読む学習がここでも重要です。単語を音にするデコーディングの学習を同時に進ませねばなりません。

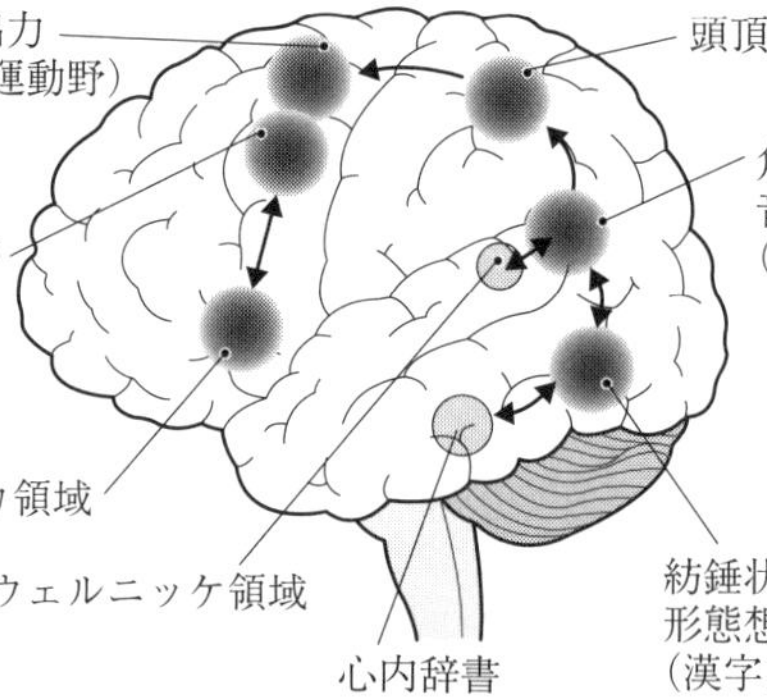

図14　文字を書くシステム

ことばが書字になっていく過程は、ことばの過程と同じく単語の呼び出しから始まります。下中側頭葉の心内辞書を中心に単語が選びだされ、紡錘状回で形態想起が行われ、さらに角回・縁上回を中心にして音韻化が行われます。これらの単語としての情報は頭頂葉上部の頭頂間溝を中心とする領域で字形として想起されます。この情報は前頭葉のブローカ領域と前運動野や補足運動野との共同作業により書字運動となっていきます。前運動野で書字運動に関係している部位はエクスナーの領域ともよばれています。写字、書き取り、自発書字の神経ルートは少しずつ異なっています。これらの書字練習はすべて重要な学習です。

さらに、書字運動の具体化は、基底核や小脳などからの運動調節を受け、具体的な筆記となっていきます。また、子どもの書字では左の優位半球だけでなく、両半球が関与しているようです。

つぎはうすく線で囲まれた四角の枠の中に教科書のかな文字を見ながらそれを写していきます。写字の練習です。写字の神経機構は図14を見ながら理解してください。文字は後頭葉の視覚野で字の形態を判断し、同時にそれを角回・縁上回で音韻化し、その字形を頭頂葉の上部にある頭頂間溝というところに送り、そこから字形の情報を前頭葉の運動皮質に送り、字を書き写すことになります。しかし、写字では音韻化しないで直接に頭頂間溝に字形の情報を送り、写字にもっていくこともできます。しかし、写字では語彙の増加にはつながりません。写字をしながら音読させて字形の情報を音韻につなぐことが重要です。それが字形の記憶にもつながります。

写字では視空間認知の機能が育っている子どもほど書く字形が安定したものになります。四角の枠を意識して字のバランスをとるからです。しかし、左利きの子どもでは視空間認知に異常がないにもかかわらず、字形の不安定が続くことがあります。脳の機能と文字の字形との間に連携しにくい何かがあるようにも思えます。しかし、ここでも大切なことは文字を書きながらそれを声にだすことです。

なお、毛筆で書く習字の練習も視空間認知の機能を育てる上では有効です。機能的ＭＲＩによれば、成人でのかな文字の写字で脳の活性化がつよく見られる部位は頭頂葉領域であると読みとることができます。習字は１年生から学習させる方が書字効果はあがることになります。

２年生になると、文字の練習をするノートはたて線がうすく書かれたノートになります。ノートの変更は学年の進行に合わせて行われています。しかし、うまく文字の書けない子どももいます。そのような子どもには、子どものプライドを損なわない配慮をした上で四角枠のノートをつかい、書字の成長を待ってあげる姿勢が必要です。

書字には、前に述べた写字のほかに、書きとりと自発書字があります。先生のことばを聞いてそのことばを文字にする書きとりと、質問への答えをノートに書く自発書字があります。前者は、先生が「たぬき」と書きなさいと命じます。耳で聞いた子どもは「たぬき」とノートに書きます。これが書きとりです。書きとりは耳からの音韻を角回・縁上回で理解し、上頭頂葉の頭頂間溝で字形の想起を行い書くことになります。書き取りは字形からの音韻化ができておれば簡単にできていきます。後者は、「今日は何曜日ですか」と質問します。子どもはその質問に答えて「げつようび」と書きます。これが自発書字です。後者は、質問の内容を理解して、その答えを語彙のプールである心内辞書から適切な単語を選びだし、側頭葉後下部の紡錘状回において文字の想起を行います。その文字は角回・縁上回で音韻化され、頭頂葉で字形の想起へと進むことになります。後者では音韻化をする必要はありませんが、低学年ではかならず声にださせて書字へと進ませます。音韻化することで文字の間違いを防ぐことになります。これらの繰り返しによってかな文字の書字行動は自動化されていきます。

以上のように、写字、書きとり、自発書字はそれぞれで脳の処理ルートが少しずつ異なっていきます。写字、書きとり、自発書字は、どれをルーズにしてもいけないのです。子どもではこの3ルートともかならず音韻化させて角回・縁上回の充実をはかることが大切です。デコーディングや頭頂葉の視空間認知につまずいている子どもがいるからです。彼らは早く診断して書字学習を丹念に行うことでこの障害を乗り越えることができるのです。教育的治療が成功するのです。このような処理ルートの違いは、紡錘状回に生じた脳血管障害の方でかな文字の書きとりはできても漢字の書きとりができない日本語特有の語義失語とよばれる失語症の方がおられたことから明らかになりました。

ことばの想起は語彙を多く知っている子どもほどスムーズに行っています。語彙を多く知っている成人ほど左

コラム⑤

発達性ゲルストマン症候群とウィリアムズ症候群（統合運動障害）

発達性ゲルストマン症候群は、自発書字が書けない、計算や暗算ができない、命じられた指を示せない、左右がわからないという4つの症状で診断されます。成人の患者をゲルストマン（Gerstmann, J.）が1940年に報告し、同じ症状をもつ子どもがいることで知られてきました。頻度としてはまれな疾患です。原因は不明ですが、成人の報告から視空間認知の機能障害がおもな障害と考えられています。

診断は、概念がややあいまいなため、いろいろな心理検査を含めて専門医による詳細な検討が必要です。MRIなどの画像検査も必要になります。対応は、苦手のところを補正させ、うまくできるところに自信をもたせる指導が有効です。

ウィリアムズ症候群は、ピクシー（妖精）とよばれる特異な顔貌、低身長、大動脈などの先天的な血管異常などで疑われます。音への感受性や言語能力に問題はないのですが、形の模写、線画の理解、大小の判断などの視空間認知に障害があります。ウィリアムズ（Williams, J.C.P.）によって1961年に報告されました。7番染色体に小さな欠失（7q11.23）があり、コラーゲン蛋白の異常がみつかっています。早期に指導することにより視覚の機能障害は軽快してきます。

両者の機能障害はともに大脳の視覚野から頭頂葉を中心にして生じています。視空間の認知機能でのつまずきです。樹状突起のシナプス結合がうまく結合できていないのです。結合不全か未成熟のどちらかが疑われています。いずれも早期からの教育が効果をあげます。

頭頂葉で認知された情報は前頭葉にはこばれ、手足の運動へと表出されていきます。したがって、この障害は不器用にもなります。不器用は医学的に統合運動障害（dyspraxia ディスプラキシア）とよばれます。映画ハリーポッター・シリーズで世界的に知られた甘いマスクのダニエル・ラドクリフは、自分が統合運動障害であると公表しています。統合運動障害は発達性協調運動障害ともいわれます。

半球の側頭葉から角回領域が大きくなっているとの報告もあります。

字を書く手指の動きは、前頭葉の運動野、基底核、小脳、視床の各神経系の協力によって行われています。練習の繰り返しによってこの動きは基底核、小脳に記憶されています。筆跡からの運動による手続き記憶です。なお、書き取りや自発書字では、一瞬、書字に戸惑うことがあります。それは文字情報と音韻情報との間に生じる迷いです。その確認は前頭葉の中前頭回で行われているとする報告があります。ここはエクスナーの領域Exner's areaとよばれています。

自発書字には、語彙の充実と、文字の音韻化と、視空間認知機能の成長と、筆跡の練習による筆記運動の記憶化がすべて関係しています。それだけに文字を声にだす音読の習慣化と筆記の繰り返し練習は重要となります。文字が自由に書けるようになると紙の上だけでなく空中に伸ばした腕で字をなぞることも可能になります。なお、コラム⑤にある発達性ゲルストマン症候群とウィリアムズ症候群はこの視空間認知に特異的につまずいている子どもたちです。

また、筆跡の運動に障害をもっている子どもたちもいます。四角の枠の中でなかなかうまく字が書けない子どもたちです。筋緊張の異常にともなう書字障害とよばれるつまずきです。書字困難の背景にはいろいろな運動機能での障害が合併している可能性もあります。専門医による診察が必要です。

低学年の子どもの中には左右が入れ替わった鏡《かがみ》文字mirror writingを書く子どもがいます。左利きの子どもに多くみられます。もともと子どもの読字や書字の練習は左右の大脳をつかって学習をしています。6〜7歳になると子どもたちにはスポーツなどで運動機能にうまさと速さが求められてきます。結果として、子どもには左右の脳のどちらかに機能の分担が求められてきます。この年齢は小学校1～2年生です。スポーツだけでなく読字や書字でも同じことが生じてきます。この場合、多くの子どもたちの脳はことばの機能を左の大脳に分担させていきます。脳の側性化《そくせいか》 cerebral lateralization とも片側《へんそく》優位性ともよばれる現象です。鏡文字の残る子どもはこの側性化の遅れている子どもたちが多くを占めています。左利きの子どものかな文字の拙劣さも左右脳の分離がうまく成長できていないからと考えられます。しかし、鏡文字の子どもでは多くが自然に軽快していきます。側性化が進むからです。2年生が終わるころになっても治らない子どもは専門医による診察と治療が必要となりましょう。なお、レオナルド・ダ・ヴィンチ（Leonardo da Vinci）は死ぬまで左利きで鏡文字を書いていたようです。

文部科学省の学習指導要領では、1・2年生で「簡単な構成を考えて文や文章を書く」、3・4年生で「目的が伝わるように段落に注意して文章を書く」となっています。筆者は要求度が高過ぎると感じます。書字の重要な基礎教育が無視されているのは残念です。

低学年でもっとも重要なことは、文字をきれいに書くことです。視空間認知機構の遅れている子どもたちがいるからです。これは数字の書字にも現われます。

漢字の書字もかな文字の書字と基本的には同じです。ただ、漢字の書字には、視覚性認知力、視覚性記名力、字形の構成判断、運動記憶力などが複雑に関与します。それだけに漢字書字のつまずきはその要因についての慎重な判断が必要になります。健常児の単なる書字の乱れとの区別も必要です。

漢字を書く場合、自発書字では以下のようなルートをとおります。まず、①心内辞書でことばを選び、それを側頭葉後下部の②紡錘状回で漢字を想起し、それを③角回・縁上回で音韻化して、それを頭頂間溝に運び④字形を想起し、それを⑤前頭葉にもっていき、書字運動にうつすことになります。なお、音韻化はしないで直接に頭頂間溝にもっていき前頭葉にはこぶ場合もあります。機能的ＭＲＩによると、成人の場合、どちらを選んでも字形の想起には優位半球の紡錘状回での神経活動が目立つといわれています。しかし、子どもでは両半球の同じ紡錘状回で神経活動が目立っているようです。

前頭葉では、関連する補足運動野、運動前野、基底核、小脳などの協力を受け、前頭葉の上肢の運動野から書記運動の指示がでるというルートをとります。かな文字と同じです。

漢字の学習には、字のもつ意味を理解させていくことが字の記憶を少しでも向上させると考えられます。偏《へん》と旁《つくり》です。形声文字です。偏で意味を、旁で音を表します。たとえば、3年生までに要求される漢字で、「さんずい：氵」偏では、海、汽、池、泳、湖、漢、港、温、酒、決などがあります。すべて水を意味しています。つくりが音を表しています。「しんにゅう：辶」にも入りこむという意味があり、遠、近、週、通、運などがあります。もちろん第1章の漢字で説明しましたように「上」「下」など会意文字の知識を教えていくことも大切です。電話で字を聞かれた場合、「海」は「さんづいへんに毎日の毎です」と伝えます。このためにはノートに漢字の音読をさせながら書く学習、すなわち筆跡の記憶をしっかり脳に練習させていくことが重要になります。とくに字画の多い漢字ほど練習が求められます。筆跡運動は小脳や基底核に記憶されていくからです。しかし、筆記のときにも音読を求めることは話しことばの理解をスムーズにする上で重要です。また、習字の重要性がここにもあります。

なお、漢字の偏や旁は文字の最小単位として書記素 grapheme とよばれます。中国語では旁が音声と一致することが多いようですが、日本語の訓読み、音読みでは対応がわるく、書記素を子どもたちにつよく意識させて学習させる効果はそれほどありません。

文部科学省の学習指導要領では、漢字については配当されている漢字を書き、文章でつかうこととなっています。筆記については筆順や正しく書くことへの注意が書かれています。なお、ここでも毛筆の学習が3〜4年生に求められています。しかし、毛筆の習字はより若い6〜7歳からの方が脳機能における学習効果はあがるように考えます。毛筆に興味をもった子どもが3〜4年生になって、さらに能力を伸ばす方が好ましいと考えます。

なお、1〜2年生での書くことの学習指導要領では、文章を書くことがさかんに要求されています。想像したこと、経験したこと、説明したいこと、紹介したいことを文章にすると指導されています。このことはけっして間違ってはいませんが、字を正しく書くことという指導がありません。とくに漢字を中心とした語彙を正しく書くことは将来に無視できない重要なことと考えます。

3. 算数の処理

基礎教育での算数と文字とは近い関係にあります。時間や金銭処理など生活のあらゆる面でも算数は関係がふかいのです。しかしそれだけではありません。文字の脳の処理と数字の処理は重なっている面が多いのです。算数は基礎教育としても重要です。これらの理由から本書でも算数の学習について説明を行います。

算数の基本は、足し算、引き算、掛け算、割り算です。四則演算《しそくえんざん》とよばれます。しかし、「たす、ひく、かける、わる」ということばは幼児期にはなかったことばです。算数の教育も国語と同じく始まりは慎重に、かつ丁寧に理解させていく必要があります。算数の歴史はギリシャ時代にさかのぼります。文字をもっていなかったとされる南米のインカには高度の数的処理能力がありました。数の概念がことばと連動しているからでしょう。

では、ひとの数的能力は何歳ごろから確認できるのでしょうか。最近の研究では、赤ちゃんの脳にも1コと2コの数の判断ができると報告されています。1本の棒と2本の棒が区別できているのです。また、大きさの異なる2つを比較する機能も存在するようです。1歳ごろの幼児でも大きさの異なるケーキを区別しているのがわかっています。これらはいずれも視覚からの情報です。すなわち、乳幼児の数の認知は大きさとして後頭葉の視覚野で始まってくるようです。なお、視覚だけでなく乳児では音も1つの音と2つの音を区別していると報告されています。聴覚も視覚と共同作業をしているのでしょう。

これは幼児がことばを獲得していく現象と同じです。幼児は本能的ともいえる数を区別する力をもっているようです。この理解力は経験によってさらに発達していきます。この点では、チョムスキーの普遍文法と同じ理論になっていきます。数を学ぶ脳機能にはことばと共通する面が多くあるようです。数や計算には抽象的なものがあると同時に読み書きと同じく体験による具体的なものもあります。この神経回路はことばの発達と同じです。小学校での算数教育はまずこの原理を理解し、聞きなれない算数の文字とことばを視覚からの教育を含めて確実に理解させていくことから始めなければなりません。1、2、3を書いて、「いち、に、さん」と声を出して教えます。後頭葉の視覚野からの字形の理解とウェルニッケ領域からの声との一致による数字の理解です。ここでは数字を文字として理解しています。まず、言語的理解です。文字のデコーディングに苦しむディスレキシアの子どもたちにもこの問題が生じてきます。文字としての理解に苦労しているのです。

一方、わたしたちは、スーパーで買い物をした場合、76円ですといわれると100円硬貨を渡します。76より100が大きいことを計算しなくとも脳の中は無意識に理解できています。ディハン（Dehaene, S., 1995）らは、数の概算は非言語的な視空間表象によって行い、正確な計算は言語的な表象に基づいて行っているといっています。インフォーマルな知識とフォーマルな知識による数の理解ともいえます。100円を出す行為は非言語的、視空間的な判断によっています。このことは、数の教育には量として視覚に訴える手法と文字による言語的手法の両方からの教育が重要であることを示唆しています。具体的にいえば、筆算と暗算のことです。筆算は文字として処理し、暗算は非言語的な機能で処理しています。脳での処理システムが異なっているのです。両者からの教育が重要なのです。

そろばんに卓越した子どもの暗算能力には驚くべきものがあります。彼らの計算は非象徴的なルートで計算を行っているようです。いま、学校教育の中でそろばん教育は3年生からとなっていますが、遅いような気がします。教育に割かれている時間も少ないようです。電卓の普及のためでしょうが脳の成長という意味では残念なことです。そろばんの学習は非具象的なルートと言語的な具象的ルートの学習を合わせもっているからです。したがって、1年生の加法、減法から文字とそろばんを同時進行で教育に利用していくことは両者のルートをお互いに助け合わせながら理解力を高めていくことになります。なお、この非具象的な機能は物を整理する機能とも重なっています。部屋の中や机の上を整理する機能です。整理のできない子どもたちの増加は幼児期での戸外での豊富な遊び体験の少なさを感じます。

機能的ＭＲＩの研究によれば、数字の認識は漢字の場合と同じく優位半球の側頭葉後下部の紡錘状回で行っているといわれています。字形的処理です。ここでの情報は同じ半球の頭頂葉にはこばれ、足し算、引き算、掛け算が行われているようです。とくに引き算は下頭頂葉のかかわりが大きいといわれています。字形的処理です。この領域は計算の中枢ともいえます。と同時に、ここは読み書きにおいても重要な中枢です。角回・縁上回と重複しています。そして、これを監視するのが頭頂葉上部での視空間的判断です。アナログ時計からの監視です。なお、機能的MRIの研究では、非具象的な視空間的判断はことばの優位半球とは異なり、右半球で処理されているようです。そして、複雑な計算になると前頭前野や右半球、さらに基底核などの関与も認められています。平方根や小数や分数の計算などです。

結論として、算数の概念はことばと同じプロセスで理解が始まり、ここで数量の基礎的な理解を学習し、高度の計算になると前頭葉や基底核など多くの領域が分散的に関与していくようです。そして、非具象的な判断が上頭頂葉を巻き込んでいるのでしょう。このことは算数にはさまざまな方向からの教育が重要であることを教えています。２＋３＝□?の問題で答えを□に求めるのか、□?＋□?＝５で□に答えを求めるかは脳の中の処理ルートが異なります。一つの正解を求める教育か、複数の正解を求める教育かの違いでもあります。サイモン(Simon, H.A.)の述べた収束的思考 algorithtic での答えか、拡散的思考 heuristic での答えかを求める教育となります。

２０１１（平成23）年に改正された小学校学習指導要領についていえば、小学4年生までの算数の問題を6年生までの間にいろいろな方法できちんと理解させていくことが重要だと思います。

最後に、いま教育の現場で行われているドリル教育について意見を述べてみます。たしかにドリル計算は算数の基本を理解できている子どもの算数能力を高める点では効果的かもしれません。しかし、これは収束的な思考を基本においています。ドリル計算に慣れない子どもが本当に算数の駄目な子どもとはいえないのです。駄目と判断する前にその子に隠されている計算機構のルートはどうなっているのかを考えてあげることが教育には求められています。

一方で連続して書かれている数字や数字の位の把握などで視覚的判読につまずいている子どももいます。このつまずきは計算力そのものの問題ではなく、前に述べてきた脳での数字把握でのつまずきとして隠されている可能性があるのです。数的ディスレキシアともよべる子どもたちです。これらの指導は、数を文字として認識させ、計算の能力を高めさせるなど時間はかかっても詳細な検討によってつまずいている内容を丁寧に教育することが必要です。

なお、算数には性の影響があります。一般に算数は男児の方が取りくみやすく、女児の方が取りくみにくい傾向をみせます。このことは算数への取りくみに男児は収束的な思考傾向をもち、女児は拡散的な思考傾向をもつからと説明されています。教育手法にはこの傾向を意識する必要もあるようです。

第7章

ことばをどう広げるのか

――3〜4年生での国語――

本章で学ぶこと

本章は、第6章の上にたってことばをどう広げるのかについて説明をいたします。ここで述べる「ことばを広げる」という意味は文字のもつさまざまな意味を具体的に理解するということです。小学中期の努力目標です。小学前期の読みと書きの文字の理解から小学後期の伝える力の学習を橋渡しする重要な学習過程です。

子どものことばの学習では重要な時期が4つあります。2〜5歳で遊びからことばを成長するとき、6〜7歳で文字の基礎を学ぶとき、8〜9歳で文字の理解を広げるとき、10〜12歳で文字から思考を深めるときです。具体的には、1〜2年生では文字からの語彙を成長させるとき、3〜4年生では文字によってさまざまに思いが伝えられることを理解するとき、5〜6年生ではその伝える手法を自分のものにするときです。

3〜4年生では、かな・漢字からなる文・句の読みと暗記、そして、筆記という努力がとくに求められます。脳への繰り返しの情報入力によってこれらの文言を自分でつかえることばにまで高めることです。9歳の壁をしっかりと乗り越える努力です。乗り越えることで自分のこころを知り、他者のこころがわかることにつながります。

この学習努力をスムーズに行わせるには、熟語、ことわざ、古典、和歌、俳句などの資料が学習材料としてもっとも適していると考えられます。日本語における音韻への親しみがあるからです。しかし、これらはあくまでことばの理解を広げることです。国語の学習には伝える力を自分のものにするというゴールがさらに求められていきます。そこに取りつく方法として後半には歴史まんがと四コマまんがを取り上げました。歴史まんがはこれを読むことで長い文章に親しむきっかけを育てます。四コマまんがは自分の文章をどう組み立てるのかを学ぶもっとも適切な教材と考えます。

なお、小・中学生がことばを広げる上ですべての基礎になるのは読書です。ここではその参考書として斉藤孝氏の『理想の国語教科書』(文藝春秋社）をあげておきたいと思います。本書に取り上げられている31編はすべての内容を理解する必要はありません。しかし、ここに紹介されている本はどこかで子どもたちのこころにきっと触れていく本だと思います。

1．三字熟語や四字熟語は語彙をふやす

語彙の充実には2つのルーツがあります。ひとつは親子や家族、幼稚園・保育園という社会集団の中で生活し、遊ぶことでふえていく話しことばからの語彙です。そこでのさまざまな遊びと会話の同時刺激は聴覚からだけではなく、視覚、触覚など多くのルートから刺激が同時に入力されていきます。この多彩な刺激の同時入力によりことばは本人が努力する必要もなく正しく理解され、自然に記憶されていきます。話しことばの語彙です。そのことばは音韻として感じ、体験によって意味を正しく理解できた語彙といえます。子どもたち同士の遊びの

重要性がここにあります。遊びからの語彙は前に述べましたように生まれてからの6年間で5000語ぐらいとなります。これだけあれば外国人が日本語で日常会話をほぼ不自由なく話すことができます。

小学校の勉強が始まるとともに文字からの語彙が充実していきます。文字から学ぶ語彙は遊びや親子の会話で記憶した語彙に積み重ねられていくことになります。あさごはんは「朝食」、あしたは「明日」などです。意味は同じでも音韻は異なり、つかう場面も異なります。前者は日常の会話ことばで、後者はまじめな場面や文書の中でつかわれることばです。ことばの理解を広めるのです。もちろん文字による新しいことばも増加します。

語彙は小学校6年の卒業時には約2万語になっていると考えられています。成人になっても3万語で十分であるとする意見があります。如何に小学校での文字学習が重要であるかが理解できるかと思います。この習得は小学校入学時に5000語のことばを確実に知っている子どもにとっては漢字を書くことを除けば達成するのにそれほど困難ではありません。

しかし、文字から知る語彙はことばから知る語彙とは異なった特徴があります。漢字が多いのです。漢字は複数になることで意味が広くなります。「くるしい」の「苦」は「苦難」「苦悩」「苦渋」「苦労」「苦言」などと広がります。話しことばでの「呼吸や運動などの物理的な意味でのくるしい」から「にがい」「すんなりといかない」など情動的なことばに広がっていくのです。話しことばが漢字になることで複数の意味をもつようになり、結果として語彙の幅が広がっていくのです。漢字のもつ意味の複雑さです。文字からの語彙はことばからの語彙の上に成長していきます。体験からの語彙力が豊かであればあるほど後者の理解は容易に広がることができ語彙を充実させていきます。

文字からの語彙も正しく理解していくことが重要です。したがって、学校では漢字を正しく記憶させ、理解させていくことが重要になります。しかし、体験からの同時刺激によって知る話しことばの語彙にくらべて、文字からのことばは入力するルートが限られています。字形の視覚を中心にした刺激と、あとは先生や親からの説明という限られた音声のルートだけとなります。体験はあとからついてくるのです。脳への刺激ルートとしては話しことばにくらべて刺激の入力エネルギー量が少ないのです。

では、漢字からの単語を正しく記憶し、理解し、関連することばも含めて自分のことばに利用できるようにするにはどうしたらよいのでしょうか。ひとつは複数の漢字によって理解の幅を広げることでしょう。千秋楽、青二才などの三字熟語や、一日千秋《いちじつせんしゅう》、温故知新《おんこちしん》などの四字熟語を学ぶことです。音韻への親しみが教育効果を有効にあげると思われます。もちろん後に述べることわざ、和歌、俳句、故事などの学習も大切です。

三字熟語や四字熟語の音読はその中で書かれている漢字のもつさまざまな意味を広く理解させることになります。漢字の意味をよりふかく理解することになるのです。一日千秋の秋はなぜ春や冬ではいけないのでしょうか。もちろん春《しゅん》では気持ちが合わず、モーラも、音韻的になじめません。冬《とう》（too）ではモーラは合いますが、秋の夜長という気候から感じる気持ちはこころの寂しさを含んでいます。冬は寂しさより寒さと昼の短さを感じさせます。なお、秋は年を代表することばでもあります。

漢字の意味理解と音読が脳の別の領域で行われていることは前章で述べました。そのため漢字の理解を深めるには音読と暗唱がたいへん重要な学習となります。まず漢字は後頭葉の視覚野から側頭葉の紡錘状回にはこばれ、漢字の字形からある程度の意味を理解することになります。とくに表意文字です。しかし、この漢字はまだ音韻化されているわけではありません。無言の理解です。話しことばとしては半分の価値しかありません。漢字を音韻化するためには紡錘状回の字形を頭頂葉の角回・縁上回に移動させ音読することで可能になります。そこではじめて字形と音韻の一致がみられることになるのです。音読と暗唱です。これが成功することによって音韻からのことばと字形からのことばに双方向性の連結が行われ、共通理解のことばになるのです。ここでの暗唱は字形からの理解を音韻と重ねることになり音読だけでは記憶に残りにくい語彙の増加を確実にしていきます。

文字ことばの学習は音読と暗唱によってその文字を音韻化し、字形を記憶化させることで理解の効果を高めることになります。小学校の教科書に載っているこれらのことばはすべて音読と暗唱を重視し、それを記憶させていくことが大切です。

しかし、漢字からの語彙はことばからの語彙のように簡単には記憶しにくい特徴があります。すでに述べましたように話しことばほどいろいろな同時刺激がないからです。それだけに漢字の記憶にはエネルギーの追加が必要になってきます。そのエネルギーは予習や復習を合わせた音読と暗唱という学習努力のほかに、筆記という運動動作をくわえることによって補充されていきます。音読と暗唱、そして筆記の努力が記憶を確実にさせていくのです。筆記の記憶はべつのルートで行われていくからです。

それでは、これらの記憶は脳のどこに記憶されていくのでしょうか。音読と暗唱は話しことばに一致します。ことばの語彙は、すでに説明しましたように側頭葉の紡錘状回の前方にある心内辞書の場と同じになります。下側頭回の前方皮質を中心とした領域です。なお、小学生では、心内辞書は両半球にあり、ここに貯蔵されていくようです。この年齢は心内辞書をつくる最適の時期と考えられています。ここは単語の意味理解のセンターでもあります。

一方、筆記の学習はその筆跡運動が脳の基底核や小脳に記憶されていくといわれています。貯蔵の場所が異なります。子どもたちは、文字の書記をこれらの場所に貯蔵し、必要に応じて取り出すことになります。語彙を増やす努力は終生につづく作業なのです。なお、ことばの記憶の貯蔵場所は側頭葉以外の大脳皮質にも存在していると考えられています。

では、これらの記憶はどのようなシステムによって記憶され、保存されていくのでしょうか。それは学習のあとの良質な睡眠によって脳に保存されていくことになります。良質な睡眠とはすでに述べました概日リズムによる睡眠の習慣化を意味します。最近の研究では、書字運動はレム睡眠のときに、字形からの記憶は徐波睡眠のときに脳に固定化されていくと考えられています。レム睡眠と徐波睡眠によって記憶の長期化が行われていくのです。図12に示していますように良質な睡眠によってこれらの記憶は長期記憶の中の遠隔記憶として保存されていくのです。漢字の学習をテレビやビデオで学習するというコマーシャルがありますが、漢字の記憶には音読だけではない筆記運動による記憶効果の大きさを理解してほしいと思います。

なお、語彙は時代の変化に合わせて充実させていくことが求められています。習字の好きなお年寄りがよく墨書きをされています。なんとなくわかるような気がします。

2．ことわざ、俳句、和歌の重要性

単語の語彙を充実させる手段として前項では三字熟語、四字熟語をとりあげました。漢字のもつ意味を広くつかえる知識に広げることになります。ここで説明しますことわざ、俳句、和歌は、これを学ぶことによって語彙のつぎの段階となる句や文にことばを広げる準備段階となります。広辞苑は、文は「主語と述語を含む完結した言語の一単位とし、句は2つ以上の語からなる言語の一単位」としています。文は文法を意識し、句はことばの意味を意識することになります。いずれも短い語句からなります。「美しい花」という句が「美しい花が咲いた」という文になります。これらはすべて第8章で述べます文章を学ぶ前の基礎力を育てることになります。

日本語はすでに説明しましたように歴史的にタミル語の影響を受けています。タミル語には和歌の5・7・5・7・7の音韻からなる歌があります。日本語を考える場合、この歴史的な影響は無視できません。わが国で歌われる民謡や歌謡曲にはこの傾向が色こく影響されています。極端な言い方を許していただければ日本文化の底辺にはタミル語があると思います。

ことわざも古くから人びとに語りつがれてきたことばです。教訓や風刺などの意味をもちます。「早起きは三文の徳」や「笑う門には福きたる」などです。5つや7つの音韻からなる句や文となります。ことわざは生活の中でも自分の行動に指針を与えていきます。「いうは易く、行うは難し」「過ぎたるはなお及ばざるが如し」などです。これらの語源を子どもたちに調べさせるのも理解の拡大につながりましょう。

ことわざがつぎに述べる俳句や和歌と違うところは、ことわざは現実的なことばです。それだけに子どもたちにとっては理解しやすいことばとなります。ことわざも音韻数がリズムにのれる長さでまとまっています。3年生の国語の教材として考えると「果報は寝て待て」「衣食足りて礼節を知る」などがありましょう。これらにつかわれている漢字やことばは読み方が異なっていても3年生までに求められている漢字の範囲内です。これらの音読を繰り返すことによって、関連する単語をひろげ、理解を深め、漢字とともにことばの記憶を確実にし、つかい方をより容易にすることになります。高齢者がこれらのことわざをいつまでも記憶しているのはこのような理由からです。

使用されている漢字を意識して、教師はそれぞれのジャンルから代表的なことわざを選び、音読をさせ、その文や句をノートに書かせましょう。写字です。写字をすることは文の理解を深めるだけでなく、段落を意識することにもなります。そしてそれぞれの意味を話させ、自分の考えを述べさせましょう。この授業を充実させるには教師の努力が求められます。

和歌も俳句もわが国が誇る代表的な文芸作品です。

和歌の代表は小倉百人一首です。小倉百人一首は読んで字のごとく和歌を100首あつめたものです。俳句は、和歌の上の句が独立してつくられたといわれています。歴史的には新しい文化で、江戸時代に松尾芭蕉などにより文芸として確立されました。ともに日本文学の代表といっても過言ではありません。小倉百人一首は古典のジャンルに入るようですが、今日でも教養を高める価値をもち続けています。

和歌、俳句はひとの精神活動の中でも意識下にあるものに光をあてているといわれます。現実と非現実の間にあるこころの文化ともいえましょう。そこから自分の人生や生き方への考えを比較することにつながります。詩を含めてこれらの内容は意識下の思いを語っています。生活や人生を考えさせる上で貴重な役割をはたしているのです。それだけにことわざに比較して俳句や和歌は子どもたちの理解には困難さがともないます。教育の難しさと教師の教育力が問われます。

和歌は、5・7・5・7・7の音韻からつくられます。かな文字の数でもあります。この音韻は日本人にとってはもちろん親しみやすいリズムです。俳句も同じく、5・7・5の音韻です。このリズムによることばは声にだしやすいだけでなく、考えや思いを伝えやすいのです。こころに伝わるのは、この音韻の数が大脳皮質と辺縁系に伝わりやすい特性をもっているからでしょう。

和歌は、9世紀末の平安時代に誕生したかな文字とともに始まりました。かな文字は、日本に生活して日本語を話していた人びとにとって、自分たちのことばが文字として成立した革命的な出来事であったと理解できます。かな文字が話しことばの音韻に一致していることは、社会全体が共通につかえる文字として国家の文化的基礎を成立させたことになります。この文化をリードしたのは１０００年におよぶ和歌の歴史だったといえます。

小倉百人一首をカルタ遊びとして利用した先人の知恵は、文字と音読、文と表現、声と感情、文字と記憶、遊びと学習、こころと生き方を一致させた見事なアイデアだったのではないでしょうか。

和歌や俳句の音読もリズム性があり理解や記憶に有効です。「いにしへの奈良の都の八重桜　けふ九重に匂いぬるかな」「名月や池をめぐりて夜もすがら」などは低学年の子どもでも読める漢字です。

俳句は、江戸時代に松尾芭蕉や与謝蕪村などによって確立され、和歌と同様に日本文化の基礎をつくりました。和歌と俳句に共通するものは外国のように詩が社会の中の特殊な上流階級の人びとによってつくられたものではなく、一般庶民の文化として存在してきたことにありましょう。すべての庶民に文字の教育が行われていたのです。

七五調には音韻の流れだけでなくリズムがあります。ひとむかし前の歌謡曲ではこのリズムが歌詞を支配していました。いまは少なくなっていますが、人気のある歌にはやはりこれを垣間みることができます。また、明治時代の文豪の作品にも記憶に残る文章にはこのリズムがあります。志賀直哉、夏目漱石などの作品です。

和歌や俳句をつくるにはことばだけでなく、感情との連携、文章としての構成が求められます。優位半球のブローカ皮質、情感の島皮質、文構成のための前頭前野、感性を感じる右半球がこれらの歌のつくりには関与します。そして、これを紙面に書くには、文字の形態や配列、配置など単なる文章を書く以上に文字の形や流れという絵画的な視空間的配慮も求められます。連綿体《れんめんたい》とよばれるかな文字による流れるような字形が有名です。

百人一首のカルタ遊びは、子どもたちがことばを学び、文を理解し、自分を表現する手法を学ぶ上ですばらしい教育素材であると思います。

教育素材として、和歌や俳句、場合によっては川柳なども高学年の子どもたちにつくらせてみることは大切なことです。無駄な単語をカットする思考は、ひとつの単語といえどもことばの意味をしっかりと考えさせることになります。文章を書く前の貴重な学習です。

学習指導要領では、伝統的な言語文化と国語の特性に関する事項として、1～2年生では昔話や神話、3～4年生で短歌や俳句、慣用句や故事、5～6年生で古文や漢文をあげています。筆者は少しスピードが速過ぎるようにも感じます。古文や漢文は大学入試センターの問題をみても中学以降の教育素材として適していると考えます。小学校では漢字の正しい理解の上での語彙の豊富さが求められます。

3. 歴史まんがを読む（図15）

語彙を三字熟語、四字熟語で成長させ、ことわざ、俳句、和歌を習得することで子どもたちは日本語の句や文の基礎をこころの中にまで踏み込んで学んだことになります。しかし、ここまではまだことばの学習としては中途半端です。ひとの思考や過去の事実などが文章としてどう正しく書かれているのかを学ぶことが残されています。

文章への学習もまず読むことから始まります。長い文章を読むことは、熟語、句、文が理解できる文章としてどう連結されているのかを学ぶことになります。記憶した語彙、句、文が気持ちを伝える文章としてどうシステムの中に置かれ、整理されているかを学ぶことになります。文章的理解への階段です。文章的理解は前頭葉を中心に脳をフル回転させていくことで可能になります。しかし、ここには長い文章への親しみがまず必要となります。ものがたりへの親しみです。

では、小学校の中学年で長い文章を読む学習はどうしたらよいでしょうか。それは子どもが何より興味をもって読むことが条件となります。ここではまんが化された歴史小説や有名な伝記ものなどが最適だと考えます。また、絵を含めてやさしく書かれた世界文学の中での古典を読むことも同じように世界を知ることになり、日本社会との比較ができることになります。これらを読むことは自らの心内辞書を豊かにさせるだけではなく、国語教育に求められているなぜ生きるのか、社会とは何かという知性の成長にもつながっていきます。

子どもたちがものがたりにのめりこんでいくとき、彼らの頭の中は両半球の後頭葉、側頭葉、頭頂葉をまんべんなくつかっていると報告されています。脳を広範につかうことで内容を正しく理解しているようです。これは、国語学習のつぎのステップである前頭葉での情報処理のシステムをスムーズに育てることにもなります。その意味でできればこれらの本は絵を中心としたものではなく文字が多く書かれている本が望ましいように思います。しかし、テレビに慣れている子どもたちはなかなか本への興味をもちません。教師には子どもたちがこのような本に興味をもつよう指導してほしいと思います。また、家族も家でのテレビやビデオゲームを少なくする努力が必要となります。テレビをつけている時間の少ない家庭の子どもほど本への興味は大きくなっていくようです。

文字を文章として読むとき、そこには2つのルートがあります。図15を参考にしてください。間接経路（背側路）と直接経路（腹側路）です。読みのルートの二重経路説です。

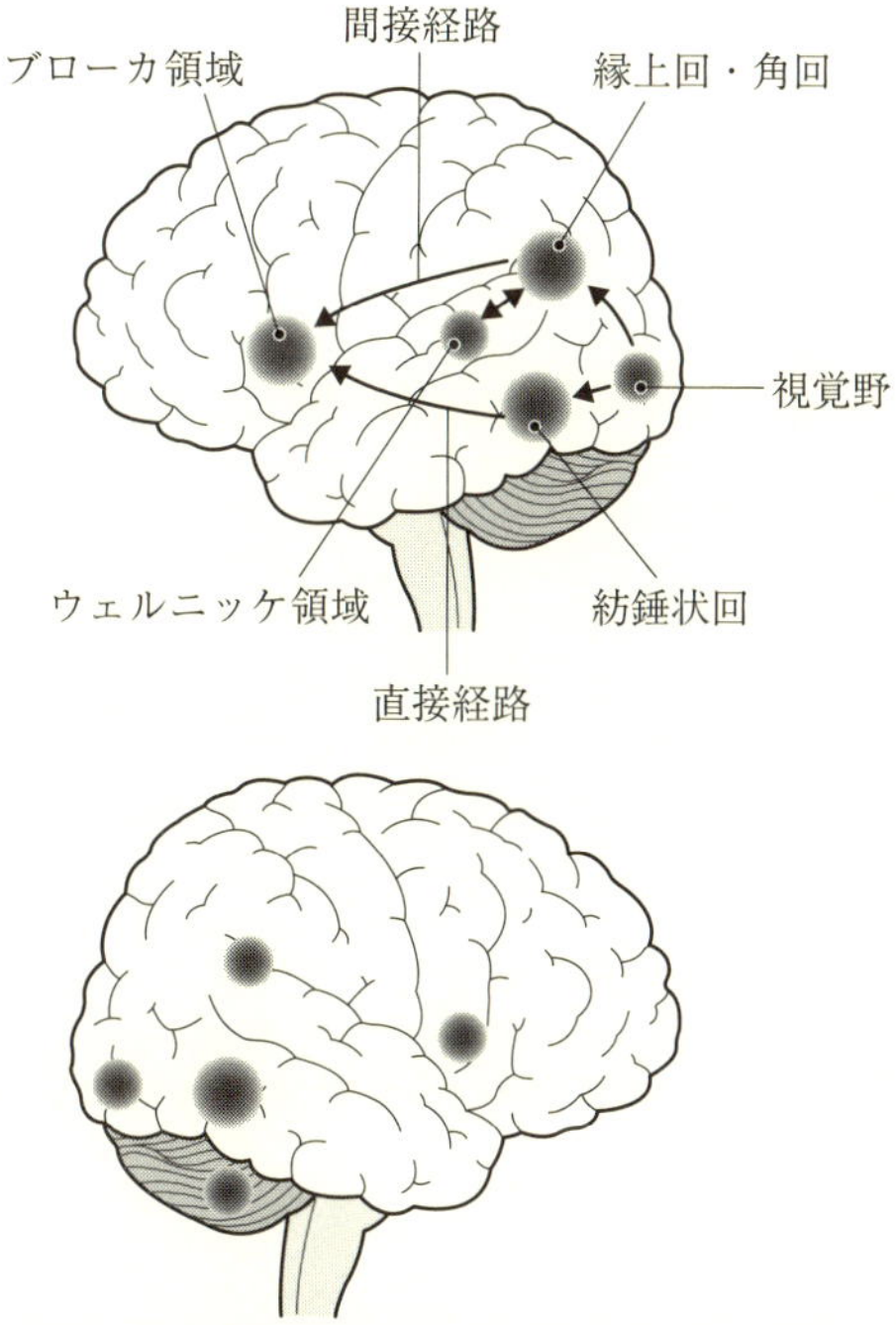

図 15　文章を読むシステム

視覚野に入力されてきた文字が文章の処理となる場合は本文のとおり２つのルートがあります。ひとつはかな文字を中心とする頭頂葉の縁上回・角回とウェルニッケ領域で音韻化されて読まれていく音読のルートです。もうひとつは、下側頭葉の紡錘状回をとおるルートで、漢字を中心に字形で理解する黙読のルートです。前者は間接経路、後者は直接経路とよばれます。これらはともに前頭葉のブローカ領域に運ばれ統語処理を受け、文章として読まれていくことになります。間接経路は文字を学びはじめた小学校低学年の学習にとって重要な学習ルートです。高学年になり文章を黙読できるようになると後者の直接ルートから前頭葉に運ばれていきます。流暢な黙読は日本語も英語もこのルートをとるといわれています。なお、音読では感情の把握が右半球で行われていきます。機能的MRIによれば女性ほど右半球での活性化がみられるとの報告があります。

間接経路は、後頭葉の視覚野からすべての文字を音韻化し、理解していく経路です。ここでは読みなれない漢字を除いてすべての文字は後頭葉から頭頂葉の角回・縁上回へと進みます。読みなれない漢字は側頭葉の紡錘状回にまわり、字形を判断し、心内辞書への照合を行っていきます。その後にその漢字は改めて角回・縁上回へと移動していくようです。この経路は、小学校の子どもたちが国語を学ぶ上での基本となる重要な学習ルートです。読みなれた漢字を増やし、直接に角回・縁上回にもっていくことができるように学習を向上させねばなりません。ここに音読の重要性があります。表意文字でない漢字が音読されないままで学習されていくとあいまいな理解になる場合が生じてくるからです。漢字への隠れ読字障害ともいえる場合です。隠れ読字障害の問題はあまり目立ちませんが注意が必要です。これは第8章で触れる国際試験で日本の子どもたちがもっとも劣化していると指摘されている読解力の低下に重なっていきます。なお、子どもたちの音読では脳は両半球と右半球の小脳を含めて活性化しているようです（図15）。理解と記憶の効率化を行っているのでしょう。

しかし、長い文章を読むことになると間接経路では時間がかかり過ぎます。かな文字の読みに時間がかかるからです。次第に直接経路による読みが求められてきます。この読み方は漢字を読むのになれてきた高学年の子どもたちほど可能になります。ここでの漢字は、視覚野から下側頭葉の紡錘状回に送られて字形から表意文字として理解され、前頭葉にはこばれていくルートをとることになります。黙読のルートです。高学年になり読みなれた漢字が多くなるとともにこの黙読でのルートが多くなっていきます。直接経路での読みとなるのです。かな文字も文章の前後の流れからまとまった形で判断して読んでいきます。前後の流れがかな文字の「さ」「く」「ら」はまとめて「さくら」と合わせた字形として読んでいくのです。ウェルニッケ領域をつかった直接ルート的な読みです。間接経路に習熟した子どもはこれを無言の音読で読んでいます。この意味からは漢字にルビがふってある本も有用な教材となります。

直接経路になっていくと文の読みは左の優位半球が中心になって処理されているようです。この直接ルートは成人が文章を読むルートと同じです。したがって直接経路で文章を正しく読んでいくには、かな文字での単語や漢字の意味を正しく知っていることが条件になります。正しく理解できている文字からの語彙の多さが直接経路での理解を確実にします。テレビなどでことばを表面的にしか理解できていない子どもが直接ルートをとれば間違った理解になってしまうリスクが生じてしまいます。メールのやりとりでしばしば生じているトラブルです。文章を正しく読むためには、音読を含めた間接経路の学習が如何に重要であるかを教育側は意識しておく必要があります。

なお、誤解してはいけないことは直接経路で早く読めることが優秀な読み方であるとはいえないことです。国語の学習には、一人ひとりで到達していく速度や理解の程度に差があります。それぞれのレベルに合わせて丁寧に教育していくことが求められます。教育は間違った理解の語彙をつくらせないこと、正しく文章を読めることが重要なのです。

長い文章を如何に子どもたちに親しむようにもっていくか。ここにタイトルにある歴史まんがや伝記物のまんがを読ませる理由があります。まんがに書かれている絵によって文字理解での誤りを防ぐことにもなります。

文章を読むとき、脳での血流部位を英語、中国語、日本語でそれぞれを母語としているひとに読ませて比較した研究があります。もっとも脳での血液量が少なかった言語は日本語だったようです。かな文字と漢字の存在が直接経路での効率化に影響していると考察されています。日本語のもつすばらしい特徴です。

4．四コマまんが（図16）

これまで説明してきました三字熟語、四字熟語、ことわざ、俳句、和歌の学習、そして歴史まんがや伝記物の読書は、子どもたちにとってすべてが受け身の学習でした。自らの考えや気持ちを文字として表言する領域ではありません。理解する領域です。このままでは子どもの国語力は進歩しません。国語教育のゴールではありません。国語学習のゴールはひとの話を理解し、文章を理解し、自分の考えを理にかなった内容で述べ、また、文章として書くことにあります。

では、このゴールに子どもたちを挑戦させるにはどうしたらよいでしょうか。そこには四コマまんがの利用がよいのではないかと思います。四コマまんがは自分の考えを自分のことばとして表現する教材としてすばらしいと考えるからです。

清水 勲氏は、四コマまんがは江戸時代の北斎のまんがが原点であると述べています。四コマまんがは落語に似たところがあります。落語も江戸時代に始まったといわれています。共通することは両者とも最後がオチ（落ち）になっていることです。まんがと落語の歴史的因縁を感じます。オチは欧米のまんがには見られない日本特有の特徴です。このオチは第8章でも触れることになりますが、文章を構成する手法として有名な起承転結の流れに一致します。しかし、四コマまんがでの結はつねに笑わせる結びです。うならせる結びです。

四コマまんがを学習に利用する理由は、文や句と文章を結ぶ教材として利用しやすいこともあります。四コマまんがは、それぞれの絵に文や句、短い文章を添えて絵の内容を表現させ、4枚で全体の流れを構成しています。4枚目がオチです。この流れは文章をつくる基本を踏襲しています。英語ではオチはpunch lineと訳されています。急所をついているという意味です。しかし、この学習はものがたり能力narrative competenceを育てることにあります。文章力を育てる能力です。社会のあらゆる部門でもっとも求められていく能力です。

　ここでは清水勲氏の『四コマ漫画』（岩波新書）の中から3つの漫画を選んでみました。図16を参考にしながら以下の説明を読んでください。

　低学年の子どもの場合からはじめます。子どもたちにまんがを見せて何がおもしろいかを聞いてみましょう。初めは全体の把握と、その内容をことばで表現させることです。こ

A．サザエさん　　B．バクさん　　C．風刺まんが

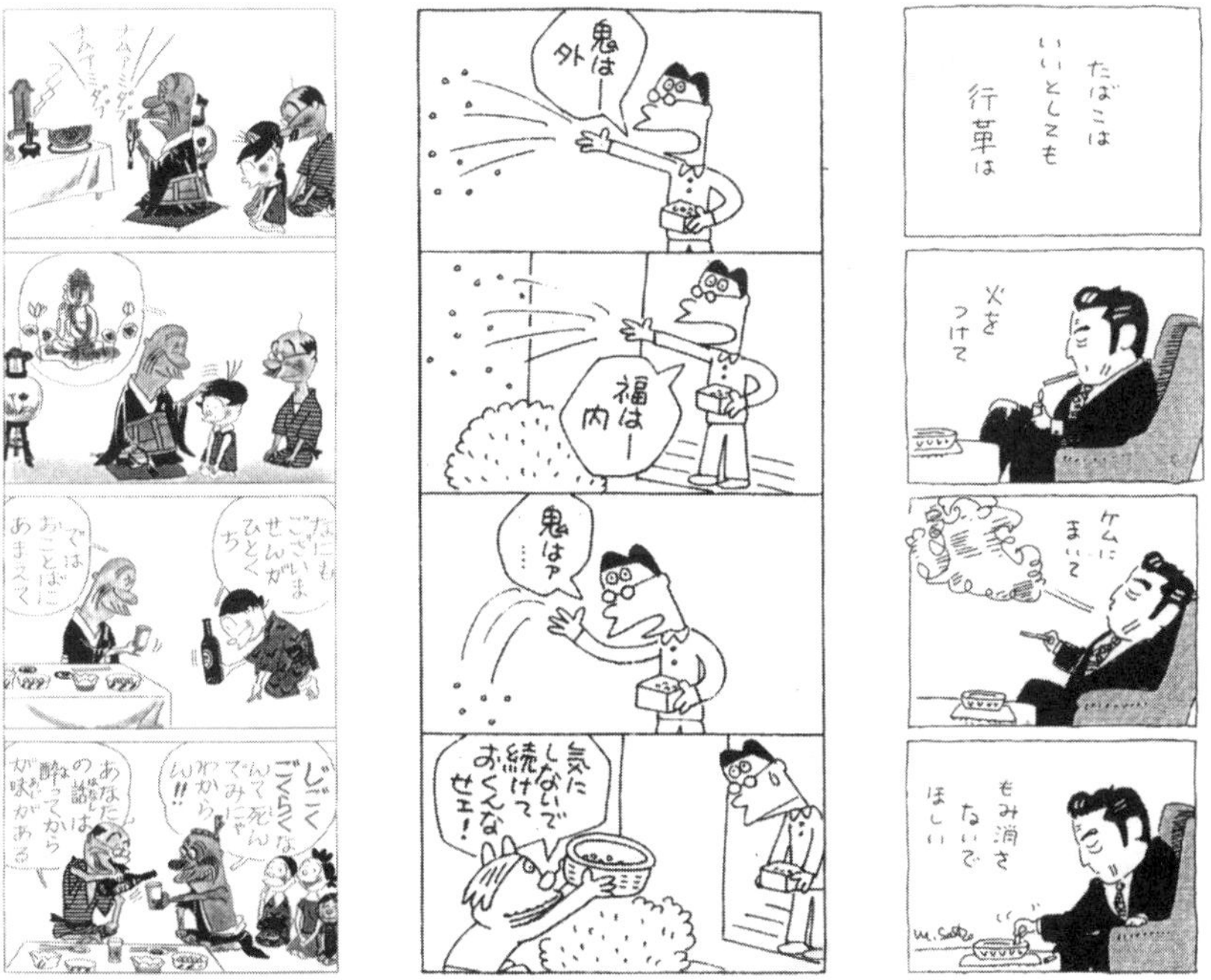

図16　四コマまんが

ここでは、清水勲氏の書かれた『四コマ漫画』（岩波新書）の中から3つのまんがを選んでみました。A．長谷川町子氏のサザエさん（朝日新聞）、B．馬場のぼる氏のバクさん（日本経済新聞）、C．佐藤正明氏の風刺まんが（東京新聞）の作品です。それぞれにすばらしいオチがあります。四コマまんがは日本のすばらしい文化だと考えます。

れをみんなで話し合うことによってオチの意味が集約されていきます。この理解ができるようになれば、つぎは各コマをばらばらにしてそれぞれの画面は流れの中でどんな意味をもっているのかを話させましょう。全体の理解から部分を理解する学習です。

つぎに、絵の中に書かれている単語や文の意味を考えさせることになります。文字による語彙の充実です。難しいことばは国語辞典でその意味をたしかめさせます。

高学年になってくると、四コマまんがを利用していろいろな解釈を求めてみます。具体的には、まんがの中に書かれている文字を消して、そこに自分が考える文や句を書かせてみます。内容は元のまんがと同じにならなくても構いません。それぞれの絵について内容が矛盾せず、4枚の絵がものがたりとして解釈できれば可とします。この学習は、個々の画面で効果的なことば、補足することば、説明することばを選び、それらの内容を相互に関連づけて、最終的に結論への流れとする考察に一致します。これはメタ認知といわれ、発達認知心理学者ヴィゴツキーがこの発達を理論化しました。メタ認知とは、自己の認知活動をモニタリングし、コントロールし、自分自身で効果的な学習活動を考える認知活動と説明されています。

ここで子どもたちが書かねばならない文言は、文や句のレベルですが、その文言は現象的な単語だけではなく絵から感じられる情緒的なものまで含まれなくてはなりません。ここでの適切な文言はことばを自分の心内辞書から取りだすことになります。また、その文は文法的に問題がないかをチェックする必要があります。そして、4枚をつなぐ文脈として連結させ、最後は結論、すなわちオチが求められてきます。文や句から文章への連結を求める学習です。もちろんここでは指導する教師の能力も問われてきます。教師は子どもが気づいていない大事なところを適切に指導しなければなりません。

これを脳の中のメカニズムとして説明しますと、新しく記入する文言の抽出は自分の過去の経験から意味を考え側頭葉の心内辞書から単語を選びだし、文として表現することになります。3枚の絵にさまざまな視点から考察が行われ、最後の絵でそれらは前頭前野で統合し、流れとして4枚を並べることになります。ここでは、後頭葉、側頭葉、頭頂葉、前頭葉のすべての領域が活発化されていかねばなりません。ことばの優位半球だけではありません。それぞれは左半球と右半球で情報交換を行います。理性と感性が求められるからです。脳が全体として活動しなければならないのです。

四コマまんがは文をつくり、全体をひとつの流れにして文章をつくる学習としてはすばらしい教材です。これは第8章で説明する作動記憶の学習でもあります。

なお、四コマ漫画のことばを英語で表現させる教育が一部の大学や専門学校の英語教育で行われていると聞きました。すばらしい英語学習です。文部科学省は5年生から英語を学ばせていますが、これを利用して英語の教科書をつくることもひとつの方法かと思います。

第8章 伝える力をどう育てるのか
——5〜6年生での国語——

本章で学ぶこと

本章では、伝える力を構成する話す力と書く力、両者に関係する要約力、文法、敬語、推敲などについて解説します。

経済開発協力機構ＯＥＣＤは、２０００年より3年おきに15歳の子どもたちを対象にProgramme for International Student Assessment: PISA（国際学習到達度調査）を60か国以上の参加で行っています。調査は、数学、読解力、科学の3科目を中心にして行われています。２０００年の第1回調査では日本がすべての部門で10位以内にありました。しかし、以後の成績はあまりよくありません。中でも読解力の低さが目立っています。文章の理解力の弱さです。理解力の弱さは伝える力を弱めます。伝える力の弱さは自立の弱さを招きます。自分のこころと語りあえないからです。

話す力は、前半と後半のそれぞれに能力が求められます。前半は、気持ちを集中して聞く力、相手の話を理解する力、そして相手の話を要約する力です。後半では、自分の意見をどう組み立てるかが問われてきます。聞いて理解したものから思考した結果を目的にそって話すことになります。自分の考えを誤解のないように簡潔にわかりやすく話すことが重要です。ここでは前頭葉の機能が全開しなければなりません。その中心になるものは前頭葉の作動記憶です。

書く力も基本は話す力と同じです。前半と後半のそれぞれに能力が求められます。前半は読む力です。読みに集中する力、文章を理解する力、内容を要約する力です。後半もその本質は話す力と同じです。自分の考えを伝えるには理解しておかねばならないことが3点あります。1点目は文法です。主語、目的語、述語をきちんとつかい分けることと区切りや句読点をきちんとつけることです。2点目は、伝える内容が具体的で、聞いたり、読んだりしたとき目に浮かぶような平易さで伝えることです。そして、3点目は推敲です。自分の考えが正しく伝えられているかを振り返ることです。これは書く力の場合とくに重要です。自分の気持ちが正しく書かれているかについて文章を何度も練り直さねばなりません。推敲はどんな文豪でも行っています。なお、書く力を育てるには日記の重要性があります。

1．聞く力と話す力をどう育てるのか

話す力は、聞く力の上に成り立ちます。聞く力ができていない子どもでは話す力も成り立ちません。聞く力はまず、相手の話を集中して聞く力です。話を聞く力は、第4章でも触れましたように幼少からの聞く態度の習慣化が重要です。相手の目をみて話を聞く態度です。保育にすばらしい保育士は、話を理解させるためにいつも「椅子にすわって、こちらを向いてお話を聞きましょう」と注意をうながしています。聞く態度のしつけです。視線を合わせることは会話での必須の条件です。生活に追われている親はたいへんでしょうが、この習

慣を家でも参考にしてほしいと思います。

視線を合わせることは小学校の子どもたちにも共通する基本的な姿勢です。1年生を担任する先生に最初に求められる教育手法です。大学で講義をしていると聞く態度のできていない学生が少なくありません。ここには2種類の学生がいます。理解できないで落ちつかない学生と、こちらを向かないでもよく聞いている学生です。よく聞いている学生は態度でわかります。安定した姿勢をたもっています。そわそわしていません。座っておれるのです。そして、ときどきノートにメモをとっています。これは大人の聞く態度として間違ってはいません。しかし、これでは表情が見えませんので、すべてが良しとはいえません。理解できているか否かは表情が示してくれるからです。視線が示してくれます。話す側には相手の表情や視線から自分の伝えたいことがうまく伝わっているかどうかに気を配らねばなりません。これがわからないと話す側と聞く側のミスマッチが生じてくるからです。このミスマッチは小学校での学習では避けるべきです。

保育園や幼稚園でのお話には同時に絵や人形など視覚に訴える刺激を与えながら話をしていくことがよくあります。この同時刺激は集中力を高め、話の理解力を高め、かつ語彙の増加を確実にします。幼児へのお話はだらだらと長く話すのではなく、子どもが興味をもつような話にまとめ、もう一度聞かしてよと望むような話にすることが重要です。これが集中力を高め、理解力を深めます。これは小学校の子どもたちへの教育法としても同じです。大学でもスライドなどをつかい、視覚を利用する方法がとられています。理解の困難な話ではこの手法は推奨される方法のひとつでしょう。しかし、スライドも何もなく、1時間以上にわたり聴衆をひきつけて話される方もいます。話されることばが聴衆の期待に沿うものを選び、ことばがわかりやすく、聴衆の集中力を高めているからです。

集中力をコントロールしている脳のシステムは、脳幹に網の目のようにみえるニューロン組織が中心になっています。図17を参照してください。意識は、脳幹から視床・大脳皮質に向けて上行する網様体《もうようたい》賦《ふ》活《かつ》系《けい》とよばれる覚醒システムによってコントロールされています。これにより意識は鮮明に維持されます。結果として理解力を高めます。網様体賦活系は１９６３年、マグーン（Magoun, H.W.）らによって明らかにされました。覚醒と睡眠、注意の機能です。ここには先に述べました概日リズムが大きく影響します。網様体賦活系は睡眠不足では機能しなくなるからです。集中力が維持できないのです。いま、子どもたちの聞く力の弱さには危機感を覚えます。ここには子どもたちの概日リズムのくずれも大きく影響しています。

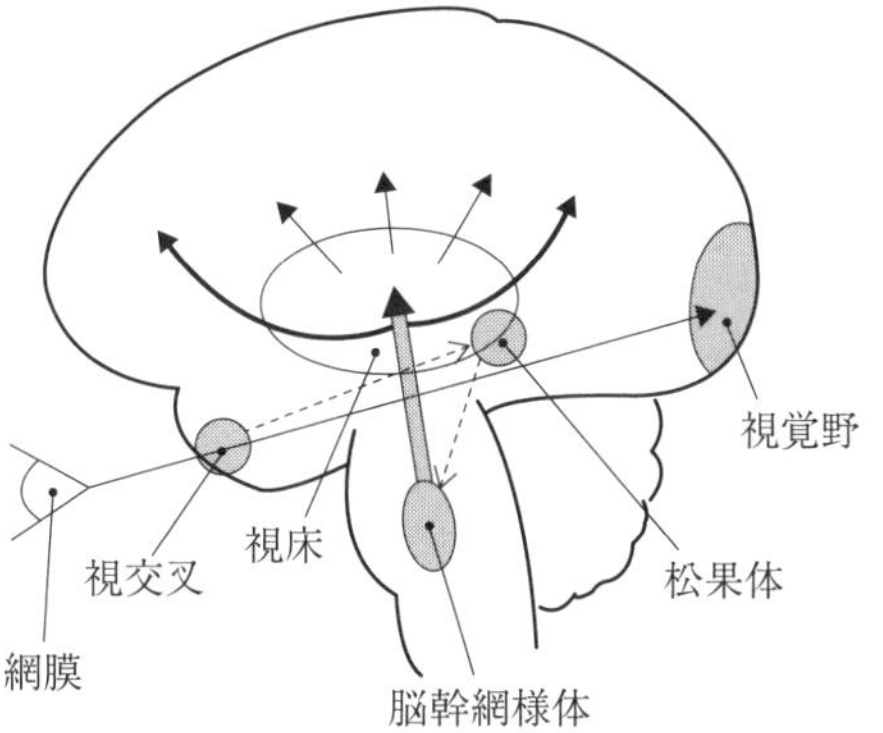

図17　意識を維持するシステム

意識は顕微鏡で網の目状に見える脳幹のニューロン群によってコントロールされています。脳幹網様体とよばれています。意識は、ここから上行する覚醒刺激系によって直接に、あるいは視床を経由して大脳全体に送られ鮮明に維持されます。上行性網様体賦活系とよばれます。

視交叉の近くには睡眠・覚醒のリズムを調整しているニューロンがあります。このリズムは視神経をとおる光量で調節されています。夜になって光量が弱まるとこの情報は松《しょう》果《か》体《たい》とよばれる内分泌器官に送られます。松果体はメラトニンとよばれるホルモンを分泌し、脳幹の細胞に意識の低下を求めます。睡眠への導入です。夜のビデオゲームが睡眠を阻害するのはビデオの光刺激が松果体を刺激し、メラトニンの合成を阻害するからです。光強度の範囲は暗闇から明るい光の間で１兆倍のレベルで変化するため、テレビ画面からの直射光が松果体に与える影響は音刺激よりはるかに大きくなります。

子どもの聞く力には語彙の豊かさも影響します。語彙の豊かさは理解力につながります。学童期の4年生ぐらいまでは第7章で述べた語彙の充実、すなわち心内辞書を充実させる時期です。日ごろから本や雑誌を読み、語彙を充実させていく努力が必要です。心内辞書は両側の側頭葉、頭頂葉の神経回路網の充実によって裏付けられていきます。

語彙の充実には家庭での日ごろの会話も大きく影響します。家庭での会話では、その日のトピック的な出来事、たとえばクラスで起きたトラブルなどで誰が何を話したのか、原因は何だったのか、結果はどうなったのか、子どもはそれをどう考えているかなどを聞くことになります。親はここではよき聞き手にならねばなりません。要点をことばで、具体的に話させ、話したことで話す力を自分に確認させることになります。これは語彙の充実とともに話す力を育てることにもなります。

学校であったさまざまなことを話題に親とのリテラシー（教養的）に満ちた会話がことばの成長には有効であると前にも書きました。教養的というのは子どもの話をきちんと受け止め、それを親子の会話の中で幅ひろい内容に高めることです。もちろん日ごろからの親子の豊かなこころのふれあいも必要となりましょう。親が子どもの話を聞くことは、子どもがことばの意味を再確認する復習のときでもあります。気持ちのゆったりとした時間の中で、聞いてあげる時間の多い会話です。同時に、これは子どもにとって今日あったことを思い返す時間でもあり、子どもがことばで自分と話し合い、こころを育てることにもつながります。なお、ここではテレビの害も指摘されています。横でテレビをつけながらの会話は集中力をなくし、語彙の増加を少なくします。テレビからの音や視覚からの干渉は会話の効果を弱めてしまうからです。子どもが注意欠陥／多動性障害と診断されたと心配して相談にこられる子どもたちにはこの生活の乱れがしばしば重なっています（コラム⑥）。

コラム⑥

注意欠陥／多動性障害 Attention Deficit/Hyperactivity Disorder (ADHD)

症状は読んで字のごとく注意の集中ができず、落ち着きがないことで疑われます。ことばも話し、理解力もあるのですが、相手の話を最後まで聞けず、すぐ反応してしまいトラブルをおこし、コミュニケーションがうまくとれません。注意の持続困難、多動、衝動性などを特徴とします。

この疾患の頻度は３～８%と報告されています。男の子に多く、３：１の頻度です。

診断は６歳を過ぎてから質問表で行われることになります。自閉症スペクトラム、知的発達障害、てんかんなどとの重複もしばしば生じます。２カ所以上での行動評価が必要です。社会的に有名になった人びとの中には相対性原理を明らかにしたアインシュタイン（Einstein, A.）がいます。

病態は上行性脳幹網様体賦活系《じょうこうせいのうかんもうようたいふかつけい》におけるアミン系神経伝達物質のアンバランスが根底にあると考えられています。この素質の上に食生活を含む生活環境のかたよりがこのバランスを崩していると考えられています。

対応は、生活環境へのチェックと問題行動への対応です。生活環境としては、両親の喫煙、テレビやビデオ依存の生活、概日リズムの乱れ、ソフトドリンク、対人関係での過剰な緊張などがあります。一次的な問題の上に二次的な問題がしばしば重なっています。根本的な問題の解決に目を向けることが重要です。しばしば学習にもつまずいています。症状がひどい場合はくすりの投与が行われますが、だらだらと与えるべきではありません。無効な場合はすぐやめることが重要です。前頭前野の機能を高めるワーキングメモリー・トレーニングなども試みられています。

この疾患は思春期を過ぎた後に行為障害やうつ病などの病気をあらたに発症してくることがあります。この背景には上に述べましたアミン系伝達物質の影響があります。この物質はひとの精神行動にふかく関与しているからです。とくにドパミン、セロトニン、ノルアドレナリンとよばれる３つの化学物質です。

ドパミンは喜び、意欲などに、セロトニンは衝動性、不安などに、ノルアドレナリンは興味や関心などに関与し、これらは相互に影響しあいながらひとの気分や感情をつくっていきます。ゆっくりした性格、落ち着きのない行動などです。この相互作用のアンバランスは年齢の経過とともに変化をしていきます。子どものときにADHDといわれ、思春期とともにうつ病になるのは、この相互作用のアンバランスが年齢に影響されているからです。診断名を不変のもと考えずに、それにあった対応を考えることが大切なのです。

聞く力はクラスでの討論を聞いているとよく判断できます。テーマにそって相手のことばをどうまとめ、自分の意見をどう述べるかでその子どもの聞く力がわかるのです。集中でき、語彙の豊かな子どもほど、話を聞いてまとめる能力は高く、述べる意見もしっかりしています。家庭でのリテラシーに満ちた会話の学校編でもあります。

なお、クラス討論ではしばしばポイントがばらついていきます。教師はコメントを加えながら話のポイントを元にもどす努力を忘れてはいけません。教師は討論を側面から補正し、子どもたちの聞く力を育てる目的意識をもつことが大切です。話題となったポイントが複数ある場合は、そこに順位をつけさせ、全体をまとめていきましょう。当番を決めて随筆などを読ませ、それについて意見を述べさせることも聞く力を育てる上では良い方法です。

10歳代は聞く力がもっともよく育つ年齢といわれています。聞く力の教育とは応答の技能を育てることではありません。ディベートではないのです。テーマにそった話に対して、それを要点にまとめる力を育てることなのです。要点が複数の場合は要点に順位をつけて全体を理解する能力を育てなければなりません。やじるだけの国会テレビを見ていると議員の聞く力のなさに幻滅を感じます。

聞く力は、いままで述べてきました集中力と語彙の豊かさが重要です。そして、最後はその話を要約する力です。要約力は集中力と理解力の上になりたちます。集中力は意識の持続力、理解力は語彙の豊かさに連動します。要約力への教育は話を聞く場でも文章を読む場でも重要になります。まとめる力です。話の場ではそのポイントになるところを記憶し、それをまとめることで行われます。大学生が講義でメモをとることと同じことです。したがって、話を要約するには聞く態度、集中度、話への理解度がひじょうに重要になります。うまく話す講演者はポイントになる点を複数回にわたり話して、要約の手伝いをしています。

学習指導要領では、各学年の聞く力は1～2年生では大事なこと、3～4年生では話の中心、5～6年生では話の意図のそれぞれについて聞く力を育てるとなっています。そのとおりです。

学校で聞く力を育てる目標は要点のまとめ方です。校長先生の話などを利用して、先生はどんなテーマで話したのか、印象に残ったところは何だったのかなどをたずね、話の要点に注意を向けさせる習慣化が求められます。学外からこられる先生の講演もあります。担任の先生は講演のテーマは何かを前もって子どもたちに説明しておき、講演の終わった後にその話はどんな内容であったか、結論は何であったか、どこに興味をもったか、自分はどんなに思ったかなどを聞きましょう。それらをまとめて書かせる学習も効果をあげます。なお、高学年では講演中にノートにメモをとらせていく習慣も要点を把握する力を育てます。先にも述べた大学生や社会人が会議や研修会などでよくやっている手法です。メモはよく理解できなかった話を記録しておくことで、短期記憶の弱点をカバーし、改めて理解を深める手法になります。

聞く段階が終わったら、つぎは話をする段階になります。話には会話としての話と発表や報告などでの話があります。両者の間にはことばの選び方に区別する必要があります。この区別を以下に説明します。

子どもがあわてて帰ってきてお母さんに「あのね、救急車がきてね、Kちゃんをのせていったよ」と息せき切って報告します。時間はいまのようで、話の対象もKちゃんとわかりますが、場所や救急車に乗せられるまでの経緯はわかりません。ただ、救急車ということばは重大な事件が起きたことを想像させます。話を変えます。レストランで家族が楽しそうにメニューを見ながら注文する料理を選んでいます。「ぼくはカレー」と子どもがいいます。このことばは文法としては意味が通りません。子どもがカレーではないからです。しかし、親は子どもがカレーライスを希望したと理解します。この２人の子どもに共通することは自分の話を客観的に話していないことです。

日常で話されることばにはこのようにあいまいなことばがよく話されます。その割には誤解も少なく経過します。表情やその場の雰囲気が理解をスムーズにするのです。しかし、ここで共通していることがあります。時間的には「いま」です。話しているひとは「わたし」です。場所としては「ここ」です。

これが研究の発表や報告、討論会などでの話になると「いま、ここ、わたし」で話を進めることは聞いている人びとの誤解を招きます。何を話しているのかわからないと酷評されます。ここでは話を「いつ、どこで、だれが」の視点で話すことが求められてくるのです。お母さんの中には、「落ち着いて話しなさい。いつ？　どこで？　どうして？」と聞き返しておられる方がいます。文字を学ぶ前の子どもたちにこのルールを教えておくことは伝える力を学ぶ上での必須の条件だからです。

客観的に伝えることは文章を書くだけでなく、話す場合にも重要になります。客観的に話すことを学習するのは低学年のときからです。この時期がもっとも感受性の高いときだからです。認知発達心理学のピアージェの論でいえば、この時期は7～12歳の具体的操作の段階となります。ピアージェは、この時期を前半（7～9歳）と後半（10～12歳）に分け、前半期で子どもは自己と他者の存在を認識しはじめ、可逆的事象を理解できるようになってくると述べています。「いつ、どこ、だれ」を理解できる年齢になっているのです。この年齢はこれを学習するのに感受性の高い時期なのです。

5～6年生での子どもたちへの具体的な指導は、発表や報告、お互いの話し合いなどで行われます。身近なことを具体的に発表させたり、報告させたりします。教師は、「…は、…が、…を、…に、…へ、…の」などの助詞のつかい方、そして、副詞、形容詞による文章への色づけに気をつけさせます。主語、目的語、述語などと難しい文法用語を教える必要はありません。このような用語にこだわることは逆に子どもたちの気持ちを緊張させ、話す興味をなくさせます。また、遊ぶときのことばと教室でみんなに立って話すのでは、ことばのつかい方が異なります。標準語（共通語）での話しことばです。「わたしは昨日、両親とデパートに行きました。買物が終わってから近くの○○レストランでおいしい昼ごはんを食べました。楽しい一日でした」などです。

なお、この年齢が重要である理由は教育における前にも述べた9歳の壁ということばです。これは障害児教育や外国語教育だけでのことばではありません。9歳や10歳は低学年と高学年との境界の年なのです。この年齢を境に脳は急速にことばをつかうシステムを衣替えしていきます。ピアージェはこの後半の時期を、対象を客観的に把握・観察し、因果関係を理解し、文章として表現できるようになるとしています。国語の教育についていえば、前半は話し方としてのことばの教育です。文法にあった丁寧な標準語のつかい方を学びます。文章としてのことばの使い方にも一致します。後半では気持ちや論拠、評価などのことばを学びます。「昨日のクラス対抗の野球では残念ながらぼくらのクラスは負けました。しかし、8月に負けた試合の点数と比較すると今回は1点差でした。ぼくらのクラスの実力はあがっていると思います。つぎの試合ではがんばりましょう」などとなります。

話す長さはだらだらと話さず、短く区切って話すように指導します。句点「。」を意識させることです。短文での話し方を習慣化させます。これができるようになれば、中学・高校に学年が進んで長文のことばが要求されるようになってもその長文の話し方に大きな混乱は起きないでしょう。あとは結論を先に話すか、最後に話すかとなります。これらは話しの内容、子どもの性格、緊張度、もっている語彙、テーマ、過去の体験などによってさまざまに変わっていきます。

「…は…を…する。」の基本形を習慣化させることは、前頭葉ブローカ領域の成長を促します。話す材料は過去の体験に支配され、話し方は語彙に支配されています。語彙と体験の記憶は頭頂葉、側頭葉の能力に依存しています。しかし、小学校高学年での国語教育でもっとも重要なことは前頭葉の充実に向けての教育なのです。話す内容を文字のない文章としてどう組み立てられるかの指導です。自分の話を相手にどう理解してもらえるかの指導です。そこにはまず文の基本形の習慣化が重要になるのです。主語、目的語、述語の基本形です。

発表はしばしばクラスや学校での発表となります。テーマは多くの場合、ほぼ決まっています。テーマがきまっておれば、話す内容はどちらを選ぶかの選択のレベルです。伝えたいことを、事実にそって、具体的にだれが、どこで、いつ、なにをについて、相手がわかるように話させることです。難しいことばはできるだけ避けるように求め、最後に結論を話させます。報告も発表とほぼ同じです。テーマも内容もほぼきまっています。ここでもだれが、どこで、いつ、なにをとなります。しかし、報告や発表では経過と論旨と結果が求められます。結果は結論です。

これらですべてに共通していることは、話を前頭前野でまとめていることです。この中心となるものは作動記憶とよばれる機能です。前頭前野は9～12歳に容積が増大すると報告されています。学童期の後半です。ピアージェの述べた具体的操作段階の後半に一致します。因果関係を理解できるときです。なお、作動記憶についてはつぎの「2.読む力と書く力をどう育てるのか」で改めて説明いたします。

討論では、複数の要点に対して自分はどこに焦点をあてて話したいのかとなります。ここでは自分の意見は結論とほぼ同じになります。討論では相手だけでなく聴衆に自分の意見を聞いてもらわねばなりません。具体的に、的確なことばを選び、複数の異なる立場の聴衆のことを考えて話すことになります。子どもといえども頭頂葉、側頭葉の理解力と語彙力、要約力、記憶力、島皮質での感情のコントロールを考えた上で、前頭前野で話をまとめる作動記憶の活躍となります。討論は、子どもたちにとってもっとも難しい話の場になります。相手に顔を向け、内容が相手に伝わるように話させます。ここでは指導する教師も指導力が問われてきます。テーマから離れそうになった場合、どうわき道から本道にみんなをもっていくのかが問われるのです。学習指導要領もここで述べてきた内容と同じ教育を求めています。

2. 読む力と書く力をどう育てるのか

書く力も、話す力で述べましたように読む力の上に書く力が成立します。ここでも読む力を育てることから話を進めます。

幼児期はまだ文字が読めません。幼児期は絵本でそこに描かれているシーンの重要なところに視線を集中させることを学びます。保育士は絵本を見せながらお話をするとき、その話のポイントになっている場面や人物に目を向けさせています。ポイントに視線を合わせる子どもに育てることが文字に目を向ける習慣を育てることになるのです。保育士は、園児がそこに視線を向けるように指でその人物や場面を示し、お話を情緒豊かに話し、画面の流れを理解できるように話しています。読む力を育てる基本もこれと同じです。

学童期での文章を読む力は、聞く力と同じく前半期と後半期で重点目標が少し異なります。

4年生までは、文章の主語、目的語、述語はどれかを区別することから始まります。もちろん文章の音読が重要です。形容詞や副詞がどのことばにつながるのかを意識させます。漢字の正しい読み方にも注意をはらいます。間違って読む漢字を訂正して正しく読ませることは理解力を向上させます。漢字の音読み、訓読みのミスはそのつど訂正していきましょう。音読では主語、目的語、述語での区切りを意識させることによって意味の理解が深まります。音読の区切りはしばしば文や文章の区切りに一致します。読点や句点、そして段落を意識させます。理解できていない単語は国語辞典で調べさせましょう。子どもは、単語の意味理解から文法にしたがって統語し、文章の理解に進みます。

理解が進んだ上で、つぎは文章の要約をまとめることになります。要約をすることに慣れていない子どもたちでは、文章を読んでいくときに重要だと思うところに線を引かせましょう。ポイントを意識させることになります。線は複数あってもかまいません。それらの線に順位をつけさせます。その上で再び音読をさせます。自分が引いた線の重みを考えながら読ませましょう。要約は、読んだあとに注目したところ、興味をもったところをことばで話させたり、文字で書かせましょう。はじめから要約を求めることは避けましょう。要約は要点を選んでいくことから始まるのです。ドリルでは前もって赤い線がひいてあります。これでは自分で考えることが育たないように思います。間違っても考えることが重要なのです。テキストは低学年ほど短い文章が望ましく、慣れてくるにしたがい長い文章のテキストになると思います。

学童期も終わりになると、要約に求める水準は高くなります。自分の書いた要約の最後に自分の意見を話させます。この場合は両者とも主語、目的語、述語のつかい方に注意をし、間違いを訂正させます。これは文章をつくる練習になります。

要約の学習は、聞く力と同じく側頭葉や頭頂葉の充実から、前頭前野の成長へと脳が充実していくことになります。前頭前野の成長は思考の自立につながっていきます。PISAで日本の子どもたちのもっとも弱い点と指摘されているところです。教師はこの教育目標を十分に意識してテキストを選ぶ必要があります。もちろんテキストは質だけでなく量も重要です。本を多く読める子どもほど要約力は向上します。家庭でもその本を話題にして話し合うことがあればすばらしい親子の会話でしょう。

読む力が成長してきたら、つぎは書くことになります。話しことばにも書きことばにも共通していることは、ことばで自分の考えや思いを相手に伝える目的をもっていることです。したがって、その土台となることばは相手にわかってもらえるように書くことがもっとも重要です。しかし、話しことばと書きことばの文章は違います。すでに述べましたように話しことばでは、相手がその場にいます。時間と場所を共有し、聞く相手と自分との関係がはっきりしています。書きことばでは、相手がそこにはいません。書いた文章を読んでもらう相手や時間もばらばらです。工藤純一氏は、話しことばは「いま、ここ、わたし」を意識すること、書きことばは「いつ、どこ、だれ」を意識することと述べています。

ここでは、書きことばを日記、随筆、批評などをサンプルにして説明をしてみます。

学習指導要領では、1~2年生では経験したことや想像したことについて順序を整理して文や文章を書くとなっています。報告や観察記録です。3~4年生では目的に応じ、調べたことを相手に伝わるように段落などに注意して文章を書くとなっています。同じく報告や説明です。5~6年生ではその文章全体に構成の効果を考えて書くとなっています。そのとおりだと思います。しかし、3~4年生も5~6年生でも、さらに詩や短歌、俳句をつくる、物語を書くなどが追加されています。詩や短歌、俳句については、これらをつくったり、書いたりする子どもはこの年齢の子どもたちにどれだけいるのでしょうか。前にも書きましたように詩や和歌はこころの内面をみつめるものです。小学生に求めるものは、目的に応じ、事実に即して、順序よく、構成に気をつけて、誤解のないように、わかりやすすく書かせる学習がもっとも重要なことだと思います。一挙にこころを書かせることよりまずは正しく目的にそって書くことに慣れさせることだと考えます。

具体的には、「書く」の練習は、ひとの話を聞いた後や文章を読んだ後にその要約を書くことからはじめるのが教育効果を高めます。要約はそれを読む人がわかるようにテーマにそった内容でまとめて書くことが求められます。報告書に類似しています。高学年では、それに自分の感想や意見を追加して書くことになります。自分の意見を追加する段階になると、それは批評や参考文に近くなります。批評文では内容のよしあしを述べることになります。ここでは客観性、論理性がつよく求められてきます。いずれにせよ、これらに共通して求められるものは要約力と知識、すなわち語彙の豊かさです。客観性や論理性を育てることは思春期になって育っていかねばならない自我の育ちに重なっていきます。

書く練習のつぎのステップは、毎日のことを文章に書かせることだと考えます。もし、そこに自分のこころを書くことができればすばらしいことです。そこに詩や俳句への理解や興味が始まるのです。こころを書く代表は日記だと思います。有名な文筆家は日記を書き、毎日のことをメモとして書いています。学習指導要領で不思議なことは日記を書かせることの重要性が記載されていないことです。日記の重要性が無視されているのは理解できません。

日記は、その日にあったことで感じたことや特別なことを具体的に簡潔に目に浮かぶように書くことになります。感じた内容をことばでどう表現するかが問われます。毎日、同じ文言にならないように語彙の選択を求めます。具体的にはその日にあったこと、経験したこと、それに対して自分の気持ちを書くことになります。しかし、うまく書けない子どももいます。そのようなときには毎日の新聞などを材料にして目にとまった記事の要点をまとめ、それに対して自分の気持ちを書かせるやり方も書かせる負担が軽くなり効果をあげるように思います。

ここでは、多くの大人が一度は書くと思われる随筆について述べてみます。随筆は、自分でテーマを選び、内容を考え、気持ちや意見を書く文章の代表的なものです。エッセイです。

随筆ではテーマは何にするのかが重要になります。適当な本を読んでテーマを選ばせるのではなく、毎日の、目の前におこっていることから胸に感じるものをテーマとして選ばせましょう。テーマは前もって候補となるものをノートなどにメモさせておきます。テーマはその中から選ばせることになります。感じるものを選ぶには常日ごろから新聞を読んだり、本を読んだり、日記を書いたりして感覚を磨いていくことが重要となります。子どもが文章を書くことに抵抗を感じさせないためです。

テーマがきまったら、その内容を考えさせます。重要なことは文章の中心になる自分の意見や気持ちをまず考えさせることです。それは結論にもなります。

文章はわかりやすく書くように指導しましょう。難しいことばは避けるようにします。わかりやすく書く基本は話しことばとして読めることです。言文一致です。そして、事実を具体的に書くように指導します。すでに述べましたように「いつ、どこで、だれが」を意識させることです。朝日新聞の天声人語の執筆者だった辰能和男氏はさらに「なにを、どのように、なぜ」を意識するようにと述べています。この書き方でその内容が目に浮かぶように書けたらすばらしい文章となりましょう。文章の中に比喩《ひゆ》のうまさが加わればさらに質の高い内容となります。ここでもひとつの文章は短くまとめるように指導します。30字から40字以内で句点がくるようにします。

書く順序は結論から先に書き出しても、最後にしてもよいのですが、前者では序と結論がしばしば一致します。その場合は、意味は同じでも単語や文では異なることばをつかうようにします。結論が最後にくる場合は、起承転結とよばれます。「起」はいい起こす。最初のことばです。テーマにもなります。「承」はそれを受けて説明する。「転」は論を展開する。「結」は全体をまとめるとなります。いずれにせよ、はじめと終わりの文章を大切にして、全体に流れのあることを意識させましょう。このことは四コマまんがで練習したことのある子どもたちは理解しやすいと思います。

どのくらいの量で書くのかは、最初に字数の制限を提示しておきます。多くが評論や批評の文章ですので小学校高学年で400字から800字ぐらいかと思います。大学入試も800字が多いようです。

書けたらその文章を声に出して読ませましょう。すらすら読めたか否かをたずねます。読めなかったところはどこだったかをたずねます。子どもは声に出して読むことによって主語、述語、目的語、助詞、副詞、形容詞の使い方のミスに気づきます。また、余分なことばにも気づくことになります。この作業は推敲です。

では、文章は脳のどこで書いているのでしょうか。随筆では、テーマと全体の構想は前頭葉で考えています。テーマの選び、文の構想、文の流れなどは前頭前野に中心をもつ作動記憶によってリードされます。作動記憶はワーキングメモリー working memory ともよばれています。図18を参照してください。作動記憶のメカニズムを理論化したのはバッデリー（Baddely, A.D.）とヒッチ（Hitch, G.J.）いう脳科学者でした。ひとはある課題を解決しようとするとき、必要な資料を自分のいろいろな記憶の中から選びだし、それらを目標に向けて整理し、統合し、まとめていきます。これが作動記憶の理論です。作業記憶ともよばれます。記憶には大きく視覚的な記憶と音韻的なことばの記憶があります。作動記憶では内容だけでなく、結果までを考えることになります。簡単なイエスやノーでも、その答えは結果を予想しなければなりません。みんながノーなのに自分ひとりがイエスではその論拠や結果のことも考えねばなりません。

　文章の構想がきまったら頭頂葉や側頭葉で内容に関することばを心内辞書から選びます。子どもたちの中には心内辞書からの語彙に不足することもあります。その場合は、そのテーマに関係する本をできるだけ多く読ませ、メモなどを利用して語彙をふやす努力をさせます。

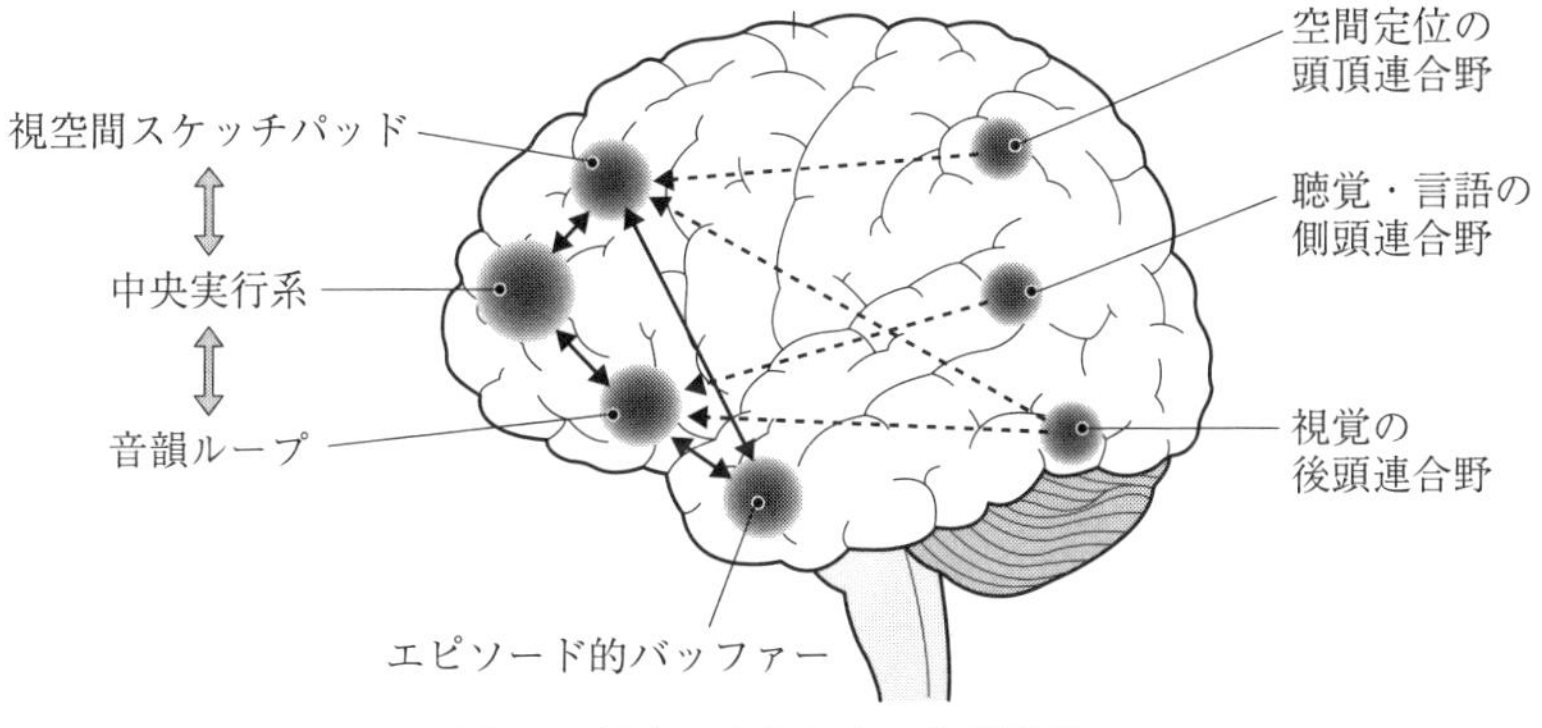

図 18　思考の中心となる作動記憶

作動記憶《ワーキングメモリー》とは、ある課題を遂行するために必要な機能とされ、バッデリーとヒッチによって提唱されました（1974）。わたしたちは何かを計画するとき、必要な情報を自分の記憶の中から取り出します。取り出した情報は一時的に短期記憶されます。これらはさらに多くの情報とつき合わせ、目標にいちばん適切な考えに整理され統合されていくことになります。これは図のように視空間スケッチパッドとよばれる視覚的なメモ帳と音韻ループとよばれることばのメモ帳とをつかって両者を制御する中央実行系が記憶のエピソード的バッファーを利用して全体を統合していくと考えられています。この３者を動かしている脳は前頭葉の背外側前頭前野にあると考えられています。作動記憶は前頭前野をリーダーにして大脳のすべてを巻き込んで思考を具体化していくことになります。

ことばの選択では感性に訴えることばを選ぶことも重要です。そのことばは大脳皮質だけでなく感情のことばをつくる島皮質の利用になります。辺縁系の関与によるこころに響く文章をつくることになります。島皮質の成長は、詩、短歌、俳句などへの興味につながっていきます。選んだ語彙は側頭葉皮質を中心にして文や句とし、それらは前頭葉の作動記憶とブローカ領域により再び文法チェックを受け、文章となります。

3．日本文法の特徴

ここでは、文章を書く上で重要な文法について述べてみます。

子どもたちに文法をどこまで教えたらよいのでしょうか。難しい問題です。すでに述べましたようにチョムスキーは、赤ちゃんは先天的に文法の能力を備えているとしています。事実、わたしたちは幼児が二語文をつかいはじめたとき、幼児は誰に教わることもなく文法にしたがってことばをつかっていることを知ります。二語文のところでも触れましたように1歳の子どもはすでに文法を知っています。「まんまちょうだい」といっても「ちょうだいまんま」とは言いません。子どもは、教えられずとも文法の素地を先天的にもっていることがわかります。幼児は周囲のひとが話す会話を先天的な素地と周りのことばとの相互作用で学習しているのです。ジュウシマツやセキセイインコなどは親鳥の声を真似て学習します。はじめは不明瞭に鳴いていても次第に自己修正をしていきます。文法も遺伝要因と環境要因との相互作用で学んでいます。

世界のことばを形態論としてみれば、ことばは英語などの屈折語、中国語の孤立語、日本語を含めたウラル・アルタイ語系の膠着語の3つに分類されています。膠着語とは独立した単語を助詞によって主語にしたり、目的語にしたり、形容詞にしたりする手法を利用して文章にする特徴をもっています。名詞に「は」や「が」をつけて主語にし、「を」「に」「へ」などをつけて目的語にしています。動詞にも「です」を名詞や形容詞につけて動詞にしています。この文型を基本にして、「うるさい」や「こまやかな」などを形容詞として、「うっかり」や「くよくよ」などを副詞として文章に修飾をつけています。たとえば、「昨日は久しぶりに街で買物をしました」は、「昨日」が主語的に、「買物」が目的語に、「しました」が述語になります。「久しぶり」は名詞ですが「に」をつけ副詞にして目的語や動詞を修飾しています。いずれも「が、は、に、で」などを末尾につけて利用しています。膠着語です。

日本語はすでに述べましたように23種の少ない音素のためにことばの数が制限され、英語などにくらべて語彙の少ない特徴をもちます。この弱点をかな文字の利用で補っているのです。名詞が主語、目的語、形容詞、副詞に簡単に転用され、逆に形容詞や副詞を簡単に名詞化しています。これらの利用法は自然につかわれており、幼児はこれらを自然に学んでいます。改めて文法論としてまとめ、それを理解しやすいように教えるのは難しく、子どもに興味はわかず、教える意味も大きくないように思われます。井上ひさし氏は、○○文法とよばれるものはそのひとの眼で整理された研究成果であり、それをすべての学生が学ぶ必要はないと述べています。また、国文学者大野 晋氏も、日本文法という学問はまだ整っていないといっています。

日本語はしばしば主語を抜かします。非文法的ともいえます。前の文章でも「わたしは」が抜けています。そして、「昨日」に「は」をつけて主語的に使っています。しかし、世界には主語を抜かして話すことは結構あるものです。文法はあくまで文章の中にことばをどう選び、どうそれを置き、その文章を聞くひとや読むひとの気持ちにどう自分の気持ちを伝えていけるかを考えるものだと思います。そして、単語の概念が時代とともに変化するように、文法もことばのつかい方も少しずつ時代とともに変化していくものと思われます。

そうはいっても、子どもたちには基本的な文や文章を書く上でのルールは教えていきたいものです。なにより、主語、目的語、述語のつかい方です。主語となる「は」と「が」のつかい分け、目的語になる「を」「に」「へ」のつかい分け、そして、文や句の終わりにつかう句点と読点の意味とつかい分けなどです。コソアドとかオノマトペなどをわざわざ教室で教える意味は時代の流れに無理があるように思われます。それよりも代表的な作家の文章を声にだして読ませ、子どもが書いた作文を意味ある物語として読める文章になるように丁寧に訂正をしてあげて、それを理解させ、皆の前で読ませていく教育が文法の教育ではないかと考えます。孔子は、「聞いただけでは忘れる、目にすれば記憶に残る、実践すれば理解できる」と述べています。ことばの機能は人間固有の認知機能です。文法は四コマまんがで述べましたように文や句を正しく書かせ、全体の流れを文章として書かせ、それぞれの過程で個々に教えていくことがもっとも効率的な教育だと考えます。

なお、膠着語、屈折語などを脳はどのようにしてコントロールしているのかはほとんどわかっていません。前頭葉のブローカ領域において学習され、コントロールされていると推測されます。

4. 伝える技法

伝える技法については、これまでも多くの解説書があります。多くの書で述べられている基本は、自分の気持ちや考えを相手に正しく伝えることにあります。そのためには相手の立場にたって話し・書くことです。わかりやすく、すらすらと読めるように書くことはうまく話すことと同じになります。

題材は、身の回りのことが話し・書きやすいようです。テレビなどからの題材は無理が生じます。自らの体験ではないからです。テーマは具体的で、自分の気持ちに感じるものを選ぶのがうまく書けることになります。天声人語の元執筆者である辰濃和男氏は胸からわきあがるものと表現しています。

表現はその内容が目に浮かぶようなものにすることが望まれます。細部にこだわって具体的に話し・書くことになります。平明とは難しいことばをつかわず、わかりやすくはっきりしていることです。そして、話や文章は正確でなければなりません。正確とは事実に即しているということでもあります。文章では、その長さは短くすることが読みやすくなります。30～50字で区切りをつけることになります。流れが変わるときには段落も必要です。比喩のうまさ、絵画的な表現のうまさを低学年の子どもに求めるのは無理でしょう。しかし、著明な文筆家には幼いときからここに卓越した能力を示していたひとが少なくありません。

内容には流れを意識することが重要です。はじめと終わりが違ったものになるのは困ります。一貫性が求められます。

文章では、論理的な文章として求められる場合もあります。論理的な文章にはいくつかの方法があります。その事実を分析し、そこから一般論として結論をみちびく演繹《えんえき》といわれる論法や、特殊な内容から一般論をみちびく帰納《きのう》とよばれる論法などです。また、三段論法として普遍的な法則から論をはじめ、そこから眼前の事実をそこに当てはめ、結論にもっていく論述もあります。小学生でも友だちとの会話の中に自然とこの論法をつかって議論していることがあります。

なお、文章ではカナ文字が外国語の場合につかわれています。ルーツが外国語のために概念がややあいまいになります。あいまいな概念として利用する場合は別にして、カナ文字を多くつかうことは避けさせましょう。とくにカナ文字を結論に含ませるのはそのカナ文字の概念が煮つまっているものを除いて好ましくありません。最近、メディアではカナ文字をつかう頻度が多くなっているように感じます。かっこよさを狙っているのでしょうが、日本語をあいまいにすることは子どもたちのコミュニケーション能力をますます阻害しかねません。メディアは自制してほしいと思います。

これらの考え方と書き方の指導は手紙の練習や講演の要約などいろいろな文章を書かせた後に最後の学習法として理解させていくのが効果的と考えます。

敬語に関する教育も必要だと考えます。敬語には、尊敬語、謙譲語《けんじょうご》、丁寧語があります。いずれも相手のあることばです。相手は自分が尊敬している相手なのか、上司なのか、初対面なのかで同じ内容のことばでもつかい方は異なっていきます。敬語とは相手との距離によって使い分ける文章であると説明されている本もあります。親しい友との間では乱暴な文章になります。クラスの先生には謙譲語や丁寧語をつかわねばなりません。「サッカーをいっしょに見に行かないか」が、「サッカーの試合をいっしょに見に行かれませんか」となります。

子どもたちに幼いときから敬語のつかい方を教えておくことは、彼らが成人になって不利益をこうむらない最低の知識として重要です。敬語とはことばのつかい方のしつけです。幼少期から親が模範を示して教えねばなりません。親から繰り返される訂正（叱責?）により敬語のつかい方は側頭葉皮質を中心にすり込まれていきます。親からの教えにより記憶されたことばはその後の対人関係での体験で適切な敬語に修正されたことばとして育っていきます。最近、大学で会社面接のための敬語の指導教室が行われています。どこかおかしいと感じます。大学生は馬鹿にされていると腹がたたないのでしょうか。外国でも若い研究者はボスに丁寧なことばをつかっています。世界共通の常識としての敬語は子どものときから教育されるべきと考えます。なお、最近、テレビでつかわれることばにやたらと丁寧なことばが出てきます。敬語のつかい方が過剰になるとそのことばは軽薄に感じられ、聞いた側が不愉快になります。「○○さま」の多さです。

伝える技法の最後は推敲の重要性です。すでに説明しましたように随筆では推敲が重要になります。推敲は書いた文章を読み返すことで行われます。わたしの場合は数時間あるいは1~2日そのままに放置して読み返すことで行っています。脱字や誤字はないか、主語、目的語、述語、助詞などでの文法的な問題はないか、誤解されやすい文章はないか、理解しにくい文章はないか、もっとやさしいことばで書けないか、形容詞や副詞のつかい方は適切か、過剰な文言はないか、比喩につかえることばはないかなどです。そして、最後はその文章の論理に一貫性があるかとなります。支離滅裂《しりめつれつ》ではいけません。

白楽天は自分の詩を無学に近い隣のお婆さんに読ませ、理解してくれるまで何度も書き直したと伝えられています。筆者もエッセイなどで満足できないときには妻に意見を求め、また、科学論文では専門家の意見を聞くことにしています。自分の思い込みを避ける努力は著明な人びとからもよく聞く話です。推敲は終生つづく作業と思います。

第9章

国語を学ぶから母語を学ぶへ
――中学・高校での国語教育と2つの母語をもつ子どもの教育――

本章で学ぶこと

これまでの章では、乳幼児期をとおして日本の子どもたちはことばをどう学んでいくのか、そして小学校に入学してからは文字をどう学んでいくのかを説明してきました。話しことばと書きことばの学びです。話しことばの学びでは聞く環境の重要性を説明してきました。書きことばの教育では、文字・単語・文・文章をどう読み、どう書いていくのかを説明してきました。しかし、これらの学びは子どもたちにとっては多くが受け身の学びでした。言い換えれば、これまでの各章はこれから歩まねばならない人生の中で、自分のマイルストーン（道標）をみつける手法と、そして、そこを乗り越えるスキル（技法）をいろいろと説明してきたことになります。人生を生きるための母体となることばと文字の教育でした。国際教育課程バカロレアはこれを機能的リテラシー（識字）の教育としています。

中学校の教育も高等学校の教育も、国際的には中等教育となります。中学校の教育は初期中等教育、高等学校の教育は後期中等教育に当たります。中等教育は機能的リテラシー、すなわち識字を学ぶ教育ではありません。自分の人生を自分で切り開いていくためのアドバイスをする教育になります。ここからの教育は子どもたち自身が学習を主体的に行うことであります。これは、わが国の教育者が「主体的」といいながら戦後の60年間もっとも戸惑ってきた領域です。自立と自律への自己学習の時です。

中等教育を教えることと学ぶことという2つの側面でとらえると、重要な点が2つあると考えます。ひとつは、中等教育は自ら学ぶことへの教育と考えることです。そして、その教育は生涯におよぶ学びと位置づけねばなりません。自らの学びによるアイデンティティーの確立であります。もうひとつは、その学びは個人の努力はもちろんですが、社会という環境との相互作用によって行われていくということであります。学童期と成人期の狭間に位置する青年期の学びには、社会がもつ規範への理解が求められます。具体的には、倫理や道徳とよばれるものであります。しかし、学習指導要領での道徳や倫理の教育で述べられている指導内容はあまりに抽象的で、規範的な文言で書かれています。不安を感じます。

一方、日本人の中には異なった母語のもとで育たねばならない子どもたちもいます。幼少時から外国に移住する、あるいは外国から日本に帰ってきた子どもたち、あるいは両親のどちらかが外国人の場合です。彼らは異なる母語の環境を行き来し、日本社会への適応に苦労しています。日本がこれまで考えてもみなかった第二言語をもった子どもたちの増加です。わが国の教育界が国の将来を見据えて真剣に取り組まねばならない2つの母語をもつ子どもたちの問題です。

本章では、2つの異なったことばの環境の中で自らのアイデンティティーを確立することに悩む子どもたちについて解説し、その後に中等教育での母語の教育について述べていきたいと思います。

1．2つの母語のもとで育つ子どもたち

ここでは、まず日本で生まれ、その後に外国で生活する日本人の子どもたちが日本語と外国語という異なった母語の中でどう自らのことばを育てるのかを人種のルツボであるアメリカでの報告書を参考に紹介してみます。

ここで生じる混乱にはアルファベット文字と日本文字との混乱が根底にあります。母語の違いからくる混乱です。英語文化と日本語文化の混乱ともいえます。膠着語と屈折語との混乱です。具体的にいえば、日本語の「わたしは、わたしの、わたしに」に対して英語の「I, my, me」です。最後の1文字で意味が変わる日本の文字とすべてを変えねばならない英語の差です。母語の違いによる混乱は9～10歳の子どもたちに目立っています。第3章で述べた9歳の壁です。自己のこころに問いかける思考の違いにつながるのです。これと同じ環境は、親の海外出張にともなって幼いときから外国で生活をしている日本人の子どもや、片方の親を外国人にもち、日本で生活する子どもたちにも一致し、ともに深刻な問題として生じています。

外国に移住して、その国のことばを母語とする場合の研究は人種のるつぼであるアメリカで多くの報告がありますˆ。脳波の反応波による研究では、幼児期から学びはじめた外国語は現地の子どもと同じく左の優位半球で反応が見られています。これに対して15歳以上で外国語を学びはじめた子どもでは、その外国語の反応波は右半球でもみられているとの報告があります。ことばを両半球で理解をしていることになります。明らかに15歳を超えてからのことばの学習には差がでています。アメリカの言語学者レネバーグ（Lnneberg. E.H.）も12歳までで英語学習の感受期は終わると述べています。

『プルーストとイカ』(インターシフト、2008年)でも、英語を母語としない国からアメリカに移住してきた子どもとアメリカで生まれ育っていく子どもとの間で英語の学習に差がつかないのは、7歳までに移住してきた子どもたちだったと報告しています。7歳を過ぎると外国語を学ぶ脳のシステムは変化していくようです。このことは日本人だけでなく、韓国や中国の子どもたちにも同じことがウルフ(Wolf, M.)によって2007年に報告されています。7歳が英語を母語とする上での臨界期ということになりそうです。もちろん日本語を母語としている日本人の子どもの場合では、/r/と/l/の音素を区別する能力はもっと幼いときに臨界期があります。しかし、この差はこころの問題にはひろがってはいきません。7~12歳の間にこころの脳は大きく舵をきるからです。9歳を境にして子どものことばを理解するシステムは大きく変化しています。これは、発達心理学者ピアージェの具体的操作段階の後半、因果関係を理解するようになる9~12歳という年齢とふしぎに一致しています。相手を思いやるこころの成長とこころにつながることばの理解とが同じ年齢に一致するからでしょう。9歳の壁は難聴児だけではないようです。

なお、誤解してはいけないことは、日本人が10歳を過ぎて英語の勉強をはじめても遅いということではありません。/r/と/l/の区別ができなくても英語を母語とする多くのイギリス人やアメリカ人は日本人のこのような発音の特徴を知っており、日本人の話す英語を理解しています。

一方、臨界期を過ぎて英語の文法を学んでいる人、すなわち日本で普通に行われている中学からの英語学習で優秀な成績をあげている人では、左の前頭葉が肥大していることや右脳の同じ部位と基底核や小脳などがその理解に関与していることがわかっています。英語が母語ではなく、第二言語の外国語だからです。左の前頭葉は文法的処理を行っている部位です。前頭前野と基底核・小脳は英語から日本語、その逆などでことばの切り替えを行っている部位といわれています。

日本では英語の学習を小学校5年生からはじめることになりました。以上のことを考えると、第二言語である英語の教育は小学5年から始めても中学1年で始めてもその教育効果に差はないということになりそうです。個人的には、小学校の学習では英語より母語（日本語）の学習をしっかり行うことがより教育側には求められているのではないかと考えています。外国語の勉強もその方がしっかりした語学力になるように思います。

最近、日本にも国際結婚の家族が多くなりました。このような家庭の幼児にはことばの発達にリスクがあります。2つの母語が同時進行で耳や目に入ってくるからです。しかし、2つの母語が育つことはバイリンガーの子どもが育つということにもなります。ただ、この言語環境をあいまいにしていると子どものことばの発達には問題が生じてきます。子どもが混乱しないように言語環境を分けておくことが大切です。具体的には、家庭では英語で話し、保育園や幼稚園では日本語で話すようにきちんと区別した言語環境です。該当する子どもの日本語には少し遅れがみられますが、子どもにとってはもっとも楽なことばの学習のように思います。

なお、この子どもたちのことで、問題が大きくなるのは幼児期から低学年のときです。日本の子どもたちと遊ぶ環境が十分にあればよいのですが、そうではない場合にはことばの発達に遅れが生じています。語彙の少なさです。日本語は音韻が少ないため、音素、すなわち発音のことでの問題はおこりません。しかし、日本語からのことばの刺激の少ない子どもでは日本語の数や文法的なつかい方に遅れをとってしまいます。この遅れは子どもたち同士での会話や、保育士や教師との会話で意思の疎通を貧しくしています。そのため彼らはしばしば知能の問題でテストを受けることになります。このテストの内容には日本的な問題が多いため当然のことながら低い点数しかとれません。結果、本当なら知的に問題がない場合でも知的発達障害と診断され、特別支援が適当と判断されてしまいます。また、ここでは子育ての考え方にも違いが影響してきます。日本はできる・できないが評価に大きく影響しますが、外国ではできる・できないではなく、どう理解し、どう考えているかに評価の比重が置かれます。結果、子どもを受け入れる学校側と親との間で社会的、文化的な意見の違いが生じてきます。

外国で長く生活した日本人の帰国子女の就学問題もたいへんです。小学校高学年から中学生になってからの帰国は学校への適応が困難をきわめます。義務教育への考えになじめないことや、高校受験への教育内容や学習への考え方が異なるからです。彼らはこのギャップにとまどい、いじめを受け、結果、登校が困難になってしまいます。

両方の子どもたちはまさに文化の違いによる不利益を教育の場で受けている子どもたちです。しかし、彼らはともに将来、わが国を背負って立ってもらわねばならない人材です。わが国の教育現場は彼らに余裕ある配慮をしてほしいと願わずにはおれません。教育者は世界的な視野にたって問題の解決に努力してほしいと思います。教育委員会や文部科学省はグローバル社会に向けて教育も国際的な感覚をもたねばならないとよく訓辞されています。いささかむなしく聞こえます。彼らは２つのアイデンティティーの狭間で自己のアイデンティティーを確立せねばならないのです。

なお、幼稚園の中には英語の早期教育を熱心に行っているところがあります。英語への興味をもたせる意味でならば別ですが、幼稚園生活という限られた時間での英語環境では、英語の音韻を聞く時間量が絶対的に少ないと考えられます。幼稚園で行われている英語学習は、外国人への緊張感をとる意味では有効かもしれませんが、それは親が緊張感をもたねばよいことです。幼児教育者にも母語の学習環境がおろそかにならないような配慮をお願いしたいと思います。

日本人がきちんとした日本の母語をもっていることは、その日本人が国際的な場でしっかりと生きていく土台になるからです。

2. 中等教育とこころの成長

中等教育とは、要約にも書きましたようにわが国の教育体制では中学校と高等学校の教育を指します。この時期、子どものこころには急速な変化が求められることになります。中学、高校へと進むとともに子どもたちは自らを主体的に置き、自らで思考し、選択し、自立・自律への道を歩まねばならないのです。

中学・高校の年齢は生物学的には思春期です。身体的には性的成熟とともに身体的能力が充実するときです。思考も具体的な考えから抽象的、表徴的思考に成長するときです。しかし、心理的にはまだ幼く、ストレスに悩み、社会適応に苦しむときです。ここでは個人の意識が問われるときでもあります。ことばで自らのこころに問いかけ、人格を育てるときにもなります。これまで受け身の立場で学んできた国語から、自分を知り、自らに社会でどう生きるかを問いかけることになります。それは国語の手法的な学びから自らで考える論理的な思考への学びともなります。それは国語の学びから母語の学びに変わるともいえます。ことばがコミュニケーションの用具ではなく母語になることにより、ことばはこころの発展と重なり、知識が創造的発展となり、行動が道徳と責任という倫理的な発展となっていくことになります。母語が立つところは祖国です。藤原正彦氏は「祖国が国語

（母語）であるのは、国語（母語）の中に祖国を祖国たらしめる文化、伝統、情緒などの大部分が包括されているからである。これ以外に祖国の最終的アイデンティティーとなるものはない」と述べています。同感です。

これらの学びは自分で考え、自分で進むべき道を選び、努力していくよりほかはありません。そこでの親や教師は受け身のアドバイザーとなるのです。受け身の立場からの教育となるのです。中学校は制度としては義務教育ですが、教育の考え方には子どもたちをどう主体的に自覚させ、どう自律的に行動させるかをどう指導していくかが求められることになります。中学生に将来の希望はと問うと、小学校時代は〇〇と答えていた子どもたちが、「わからん」「知らん」と答えます。外国の生徒たちとの大きな差です。自分の未来を語れないこころに不安を感じます。

中等教育を語るには、12～18歳の思春期とよばれるこの時期に脳がどう変化をし、それが学びとどのようにつながっていくのかをはじめに解説して、教育への理解を深めてもらった方がよいように思えます。その後に、脳の変化と認知発達心理学との関係、そして倫理・道徳の関係へと話を進めたいと考えます。

ひとの脳は、出生時400gです。成人の脳は1400～1600gほどです。生まれたときの小さな脳は乳幼児期に急速に大きくなっていきます。3歳で成人の75%、6歳で90%の重さになってしまいます。小学校入学までに成人の脳の90%までに重く大きくなるのです。では、脳を重く、大きくしているのは何なのでしょうか。神経細胞、すなわちニューロンが増加するのでしょうか。いいえ、ニューロンは逆に減っているのです。

出生時、赤ちゃんの大脳には神経細胞が100億とも300億ともあるといわれています。しかし、これは生後に急速に減少し、3歳までに10億から数十億ぐらいの数までに減少していきます。では、脳の重量を重くしているものは何なのでしょうか。それは脳の内部にある白質の中の髄鞘《ずいしょう》（ミエリン）の成長によっています。髄鞘はニューロンの情報伝達を担当している道路であるとは第2章で説明しました。髄鞘は情報を速く送るために存在します。髄鞘の成長は道路を充実させているのです。髄鞘は末梢神経にもあります。末梢神経の刺激伝導速度を測定しますと、6歳でその速度は成人のそれに近づいてしまいます。すなわち、脳重量の増加は髄鞘の成長によっているのです。髄鞘の成長は、伝導速度だけではありません。脳では樹状突起の増加を招いています。樹状突起の増加はシナプスの増加につながります。シナプスの増加は情報伝達の窓口が豊かになっていることを示しています。質量ともに認知ネットワークが充実しているのです。なお、シナプスの増加は灰白質、すなわち皮質の増大にも一致します。

髄鞘化のスピードは大脳の部位により異なります。フレヒジッヒ（Frechsig P., 1901）の解剖脳からの研究によれば、大脳連合野での成熟は側頭葉と頭頂葉が早く、前頭葉が遅れて成熟しています。前者はことばと記憶の領域であり、幼児期から学童期での成長を意味しています。後者は、前頭前野、とくに背側部の領域とされています。ここは第8章で説明しました作動記憶の領域です。学童期から青年期での成長を意味しています。また、この領域は注意配分、反応抑制、目標行動の時間構成などの機能にも関与します。いずれも思春期の中心となる脳の機能です。

また、脳でのシナプス結合の増加、すなわち可塑性の増加はニューロンの物質代謝率の高さからも想像することができます。この情報は最近の画像検査であるＰＥＴや機能的ＭＲＩによってみることができます。脳での代謝の上昇率は、4～10歳の間がもっとも高く、16～18歳で成人と同じになるとの報告があります。このデーターは、学童期の子どもたちが如何に急速に脳を成長させているのかを示しています。すべての情報を無条件に取り込んでいるのです。恐ろしいほどの成長です。改めてここでの教育の重要性が問われることになります。一方、思春期になるとその代謝率がゆるやかになっていくのは、中等教育がシナプスの増加を比較的高く維持しながら、他方において過剰なシナプスの刈り込み（整理）も行っていることを意味しましょう。登山家がいくつかの登山ルートに挑戦し、失敗し、やっとひとつのルートで成功し、以後からはそのルートで登山を容易にするということと同じです。経験や体験によってはじめてシナプスの除去と効率化が行われるのです。

一方、灰白質（皮質）の変化はどうなっているのでしょうか。ギード（Giedd, J.N., 1999）らによれば、灰白質の量は児童期に増加し、青年期までに最大になり、その後は少しずつ減少していくと報告しています。しかし、ここにも脳の場所による特徴があります。皮質量が最大に達するのは、頭頂葉の皮質が11歳前後、前頭葉が12・5歳、側頭葉は左半球で16・5歳となっています。側頭葉の変化がなぜ白質（髄鞘化）の変化と異なって遅くなっているかについては、その場所から語義、すなわちことばの学習に関係しているからと考えられています。側頭葉皮質は語義に関与しており、語義に関する知識の獲得が長い期間にわたり続くからと解釈されているのです。語義の学びが一生につづくことを示唆しています。

なお、可塑性の減少は、学習能力は衰えても、シナプスの除去により情報の通信経路が最適化され、機能性が高まることに一致すると考えられています。

これらの研究結果は、青年を特徴づける4つの思考として説明されています。青年期の思考の特徴は、①仮定に基づいて推論する、②思考について思考する（メタ認知）、③前もって計画する、④慣例にとらわれない、の

4つです。この特徴は、青年がリスクのある行動をとったり、より興奮するものを選択したり、新奇なものをより求める行動にも一致します。これは青年期の思考とその決定に情動の脳が大きく関与していることを示唆します。この特徴は、青年期がそのような生物学的成長の段階にある故か、経験的に未熟である故かはわかりません。青年期が成人に成長する途上の特徴として理解することになります。教育する側は、この特性をよく理解し、複雑な社会への挑戦と学習、意欲と努力にどう手助けとなる教育を行えばよいのかを考えねばなりません。中等教育で、教育者側がもっとも意識せねばならない教育のあり方です。

発達認知心理学の2大巨匠はピアージェとヴィゴツキーです。ピアージェは認知の発達は調節と同化であるとし、環境の重要性を強調しました。そして、子どもの発達段階を4つにわけ、その最後の段階を形式的操作の段階とし、その年齢を12歳以降としています（表1）。中学生からの年齢です。ピアージェは、この年齢になると子どもたちは仮説的認知や物ごとの関連性を考えることができ、より普遍的なルールをつくるとしています。

認知発達心理学の巨匠ゴスワミ（Goswami, U.）もこの形式的操作による思考を科学的な思考と述べています。「もし…ならば」という仮説の思考です。小学生時代の具体的な思考から内容が抽象的なものに発展していく思考です。自分を多面的に理解し、対象を主体的に把握し、反省や印象をことばで表現できるようになります。環境への適応がゲシュタルト心理学の立場になるのです。教えられたものを体験で具体的に理解していた時代から自分で考えて理解を進める思考への成長です。ここでの学習は、小学生時代の与えられた課題に自らの知識をつかってひとつの答えに収束する考え方からその答えには多くの答えがあるのではないかと仮定的に推論する方向、拡散的評価へと考えを求める方向になります。認知的思考です。すでに述べました3＋2＝□？での答えではなく、□?+□?=5での答えです。答えは複数になります。

与えられた本を読み、課題に答える思考から、自らの意志で本を選び、その中から考えの幅をひろげていく学習となりましょう。残念ながら、わが国の教育は就職率や知名度の高い大学に入学することを至上の目標にするため、中学・高校に求められているこの教育理念は崩れてしまいました。ドリル教育への依存です。結果、わが国の子どもたちに危機感をもって問われている創造的思考の脆弱化が始まっているのです。

一方、思春期の認知的発達については、ヴィゴツキーはことばの重要性を強調し、仲間との交わりという観点から幼児期、学童期、思春期にわけて以下のように述べています。幼児期のごっこ遊びによる自己中心的な考え、学童期での学習的知識の習得による内言への

表１　子どもの認知発達（ピアージェ、J.）

1．感覚－運動期（０～２歳）
＊前半期（０～８カ月） 周囲との身体的なやりとりとその繰り返しによって具体的な知識が発達する。 ＊後半期（８カ月～２歳） 表徴に基づいた知識の獲得から象徴的な理解へと知識が発達する。玩具の電話や人形での遊びなど。
2．前操作期（２～７歳）
＊シンボリック期（２～４歳） 対象物や活動をこころの中で内化する。非表徴的なことばを理解し、行為の結果を予測する。 ＊直感的試行期（４～７歳） 出来事をシンボル化して表現できてくる。ままごと遊びやつみ木遊び。しかし、物事をまだ直感的に判断する。
3．具体的操作期　前半期（７～12歳）
＊前半期（７～９歳） 自己と他者の存在や可逆的事象を認識し、具体的な対象で論理的に操作できるようになる。 ＊後半期（９～12歳） 媒介された因果関係を理解し、類似の事象の起きることが理解できる。
4．形式的操作期（12歳以降）
仮説的認知や関連性を考え、抽象思考ができ、自分を多面的に、対象を主体的に把握する。

発達、思春期での脱中心的な発達、すなわち、ことばで自分に語りかける自己さがしの時期と述べています。ここで彼は、書きことばと思考との関係に触れ、書きことばを内言の対極に位置づけ、この両者への取り扱いが教育への取り組みに重要であると述べました。

これらは中学・高校で学ぶ古文、漢文、古典、和歌、俳句などへの指導力が問われてくることにもなりましょう。大学入試を意識した手法的な指導から脱却し、古い時代の人びとの考えを理解させ、その社会をいまの社会と比較し、考え方の広さ、深さ、違いを主体的に学ぶ指導が求められています。具体的には、長短200を超える文章からなる『徒然草』などはその代表的な古文のテキストとなりましょう。これはこころの内面に触れる和歌や俳句の創作にもつながります。昨今の大学入試問題を超えた教育アドバイスです。

一方、思春期は人格の成長期でもあります。パーソナリティの成長です。パーソナリティとは個人と他者を区別する心理的特性の集合体と定義されています。気質の上になりたつ情緒的、感情的な個性ともいえます。これは遺伝的な性格とも重なってきます。

この成長は、フロイトに始まる自我同一性 ego identity の成長です。彼の弟子であるエリクソン（Erikson, E.H.）によって概念づけられたこころ（人格）の発達となります。藤原正彦氏は、「最近の子どもたちにみる国語力の低下は知的活動力の低下、論理的思考力の低下、情緒の低下、祖国愛の低下を同時的に引き起こしている」と述べています。知的活動力と論理的思考力の低下はすでに述べた認知的思考の脆弱化であり、情緒の低下はここでいう自我同一性の脆弱化であります。不登校、ひきこもりにつながります。

エリクソンは、この自我同一性の危機を自我同一性の拡散と述べています。その期間を彼はモラトリアム

moratorium ともよびました。猶予の期間です。迷いの多い青年期の子どもたちにはたしかに猶予の期間が必要です。しかし、わが国においてはこの猶予の期間がいちじるしく延長されています。学生としての自分を意識することができず、引きこもりとなっています。現在の中学生における不登校のいちじるしい増加には不安を感じます。社会的かかわり合いからの逃避、過剰な自意識、未熟な自己愛、否定的な同一性です。

不登校の子どもたちはなかなか読書に集中することができません。テレビ、ビデオゲーム、ケイタイに依存しています。結果として、概日リズムの崩れが生じています。人生への夢を語ることができません。40年前の不登校の子どもたちは小学生でした。彼らは学校には行けませんでしたが、放課後になると運動場で友だちと遊んでいました。おもな問題は友だちとの関係ではなく親子関係でした。しかし、いまは親子関係、友だち関係の問題が複雑に絡んでいます。そこには核家族化、少子化の問題も根底にあります。ことばや行動でのコミュニケーションのとり方のまずさ、ストレスに耐える気持ちの弱さ、家族の不安などが幾重にも重なっているのです。

これらの対策には、個人としての努力も当然ですが、中学・高校での教育の考え方の変革、そして社会全体の教育に対する考え方の変革が求められています。個人の自立に向けての中学・高校教育への改革と子どもたちへの評価はどうあるべきかを考えねばなりません。選考というある特定の視点からつくられたテストによる人物評価ではありません。これは本章の前半で述べたことば環境の違いに翻弄されている帰国子女のとまどいとも重なっています。

もうひとつの問題は、子どもたちをめぐる社会問題との関係です。論理的思考の脆弱化、不登校、いじめだけの問題だけではなく多くの問題の背景には育ち環境の貧困があります。地域の無関心、社会の倫理意識の無さです。具体的には非行やいじめ、暴力事件、虐待、ストーカーなどに現れています。この解決が国語の教育だけでできるとは思いませんが、悪化の進行を防ぐことはできると思います。そのひとつはすでに述べました中学・高校の教育理念への反省です。教育は大学入試に向けてあるのではなく、社会適応にとまどっている彼らへ教育の幅を広げてあげる重要性にも気づいてほしいと思います。偏差値だけで子どもたちを評価する考え方の間違いです。偏差値の基本は因子分析です。因子分析による個人の評価は１００年前の理論です。いまの社会にこの考えは適合しません。具体的には、この子どもにはどんな良いところがあるだろうかという視点です。そして、それを伸ばしてあげる指導です。教育理念への根本的な改革が求められます。

ここでは社会との対応に自分を失い非行に走った子どもたちが年齢を経て自分を見つめるときがきたとき、彼らの立ちおなりに少しでも役に立つものは国語の力だということも強調しておきたいと思います。多くの本に触れるチャンスを理屈はわからなくとも体験させ、本に親しむことに抵抗を感じさせない気持ちを育てておくことの重要性です。教育者はこのことも将来への教育投資として理解しておいてほしいと考えます。彼らはそこからいつかは社会を知り、過去を知り、人生の生き方を知ることが可能になります。物質的な不幸より精神的な幸福を理解できるチャンスは文字を、文章を読めることで可能になります。国語教育の大切さはそこにもあると考えます。

これらのことは端的にいえば倫理 ethics への教育であり、道徳 morality への教育でもあります。しかし、わが国の過去の不幸な歴史はこの道徳ということばをある特別な思想、あるいは偏った価値観として理解するようになってしまいました。両者のことばにあえて英語をつけた理由は社会が受け止めるこの日本語からの理解と英語から受け止める理解の差を知ってもらいたいと考えたからです。動物の中で唯一文字ことばを２０００年前にもった人間は、この歴史の始まりからひとの至上の力は知であるとしました。哲学phylosophyとは愛と知の合成語です。アリストテレス（Aristotele）は、ひとの徳は思考と習慣から生まれるとし、思考は教育によって育ち、習慣は中庸《ちゅうよう》を育てるとしました。中庸とは穏やかな感情や行動を意味します。

道徳教育は道徳意識の内在化をはかることとされています。内在化とは、親のしつけ、すなわち他律的であったものが、他者からの評価に意識が成長し、さらに自身の内からの声と感じられるようになる変化をさしています。これは自身のこころに語りかける内言であり、良心ともいえます。倫理的志向です。20世紀後半の道徳論の中心的存在となったコールバーグ（Kohlberg, L.）は、道徳意識を動機、結果、罰、人間の生命価値などの30の側面からとらえ、その発達論を展開しました。そして、ここでの教育のゴールはこの声を事前に感じられるようにすることとされ、このゴールの中心には人間愛と生命尊重があるとしています。それは自主的、自律的であり、義務感、責任感のつよいものであります。青年期に生まれ、育ってくるものです。戦後、日本の道徳性の教育は戦前の道徳観と結び付けられ、意識的に避けられてきました。結果は、自我、すなわちアイデンティティーの形成を未熟にしています。

１１０年前、研修のためにアメリカに渡った新渡戸稲造は、ベルギーの法学者ド・ラブレー（M. de Laveleye）から日本には宗教教育がないという新渡戸稲造の説明に驚き、日本は道徳教育をどう伝えるのですかとラブレーから問われています。道徳教育はこころの教育でもあります。彼は、この質問への答えが幼いときに受けた家庭の教育であったことに気づき、その問いに英語で答えて"Bushidou. The Soul of Japan"（日本訳のタイトルは『武士道』）を書きました。この本は当時世界の注目をあび、フランス語やドイツ語など数か国語に翻訳され、ベストセラーになっています。

彼は、幼いときに自分に教えられた武士道は日本特有の社会倫理であり、すべての日本人にはこれがこころに刻み込まれていると説明しています。この本に彼が書いている義と勇気、他者への思いやり、名を惜しむな、卑怯であってはならぬ、誠実であれ、自分に克つ勇気などは武士道というよりいまのことばでいえば、人間教育全体に求められているものと理解できます。

中学校学習指導要領の第3章の道徳に関する内容は、自分自身に関すること、他人とのかかわりに関すること、自然や崇高なものに関すること、集団や社会とのかかわりに関することのそれぞれについて書かれています。残念ながら、その文面に一貫する思想は小学校のそれと同じであり、大人の価値観と論理であります。すでに述べてきましたように中学生は思春期の始まりであります。自己をみつめるときであります。これまで親や教師から教えられてきたものに疑問を感じるときであります。道徳教育の具体的な指導書としてつくられている〝心のノート〟の内容は大人の目から読めばすばらしい内容で書かれています。しかし、すべての規律や価値観に疑いをもたねば自我が育たない中学生にこの内容は彼らのこころに本当にひびくのでしょうか、こころの内在化を育てる指針になるのでしょうか。内容には〝世界の平和と人類の幸福、日本人として、真の国際人として〟などとも書かれています。具体性が見えてこないむなしいことばです。自己に克つ勇気の上に立ってはじめて外向きのこころが育つ思春期にこの指導書の内容はあまりに内向きで、閉じこもった感傷的な平和の思想です。

人間教育の中心になるものはことばの教育にほかなりません。ことばの教育の中心に位置するものは母語の教育です。ことばは脳の中で生まれ、こころを育てるものです。そして、これは思考の上にたつ行動と経験によって充実して育つものです。上から教えるものではありません。世界を代表する神経科学者であり、著明な脳の倫理学者であるマイケル・B・ガザニガ（Gazzaniga, M.）は『脳の中の倫理』（２００６年）の中で、「道徳は集団の生存にかかわるものであって、状況に応じて変わりうるものであること、そして、道徳は脳神経系のメカニズムによって生み出されているものであり、そこに人類共通の倫理が存在する」と述べています。そして、彼は、わたしたちが探し求める人間共通の倫理とは明確に定められて固定された真理ではなく、人間らしさに根ざしたものだとも述べています。それはミラー・ニューロンによって誘導されていくことばの大きさでもありましょう。脳とこころを結ぶもの、それはことばです。こころの成長は国語の教育を前提にした母語の教育によってのみ可能になると考えます。

おわりに

わが国は幸せな国だとしみじみ思います。わが国には日本語、国語、母語の概念に差がないのです。しかし、この三者のもつ意味はそれぞれに異なります。民族のことばは母語です。国語は日本という国で教育されることばの教育です。日本語は日本の母語に一致します。しかし、日本でつかわれる母語ということばは外国からみれば日本という限られた地域での母語なのです。世界に共通する母語ではありません。ことばや文字教育の最終的なゴールは世界に通じる母語の教育でなければなりません。世界に通じる母語を理解することによって子どもたちは日本という国を祖国として理解できるからです。

一方、この20年のコンピューター・サイエンスの進歩はこれまでブラックボックスであった脳をわたしたちにその姿を急速に見せてくれるようになりました。とくに脳の機能とそれが発達するメカニズムです。ことばを理解し、考え、話し、書くメカニズムとその育ちです。これまでの国語教育は心理学的理論と経験的な事実によって組み立てられてきました。しかし、この20年の脳科学の進歩はわたしたちにことばの教育のあり方、考え方へ再検討を求めてきています。

本書では、ことばの成長を妨げているのはテレビ、ビデオ、ケイタイだと何度か書きました。注意の集中が妨げられ、体験やことばでの会話が少なくなるからです。『心の棲《すみか》である脳』を書いた著明な神経眼科医チェルナー（Czerner, T.B.）は、「ものは網膜がみているのではない。脳が見ている」と述べています。網膜に映る映像は二次元の世界です。テレビの世界です。脳はどうしてこの情報を三次元の世界をみる脳に成長させるのでしょうか。そこにテレビの害を感じるのです。網膜もテレビも二次元の世界では、いつ子どもの脳は三次元の脳に成長できるのでしょうか。子どもは自分の脳を家族や地域との豊富なふれあいによって二次元の脳から三次元をみる脳に成長させているのです。三次元の世界が見えないとき、ひとは相手の表情が見えず、相手のこころがわからないのです。そして、重要なことはこの成長には感受期があることです。小学校まででこの脳の基本的なシステム作りは終わるのです。

最終章は現行の国語教育によって育てられている脳が母語との間で直面している困窮を取り上げました。こころの発達と現行の国語教育との間のミスマッチです。いま、わが国の国語教育には世界的な視野にたった母語としての教育が求められています。昭和時代の偏差値教育からの離別です。中学や高校で学ぶ漢文や古典・古文もこの新たな拡散的思考によって過去を学び、世界を知り、自分の人生を真摯に考える教育になってほしいと願わずにはおれません。

本書にはかつて鳥取大学で一緒に学んだ高嶋幸男（元国立精神・神経センター神経研究所長）、大野耕策（現鳥取大学医学部教授）、原寿郎（現九州大学医学部教授）、難波英二（現鳥取大学遺伝子実験施設長）、岡明（現杏林大学医学部教授）、小枝達也（現鳥取大学教育学部教授）、稲垣真澄（現国立精神・神経センター・精神保健研究所）、前垣義弘（現鳥取大学医学部准教授）、関あゆみ（現鳥取大学教育学部准教授）、小倉加恵子（現国立リハビリテーションセンター室長）の諸氏に多くのアドバイスと資料の提供を受けました。すばらしいメンバーに恵まれたことをありがたく感謝しています。

最後に、本書の出版にあたり大学教育出版の佐藤守氏と安田愛氏にはたいへんお世話になりました。こころから感謝申し上げます。

２０１３年新春

竹下研三

参考文献

＊脳科学一般 a-

Barker, R.A., Barasi, S. 服部孝道監訳 Neuroscience at a Glance 一目でわかるニューロサイエンス メディカルサイエンスインターナショナル、２００１.

Bloom, F.E.., Nelson, C.A., Lazerson, A., 中村克樹. 他. 監訳. Brain, Mind and Behavior 脳の探検（上・下）講談社、２００４.

Goldberg, E. 沼尻由紀子訳 The Executive Brain 脳を支配する前頭葉 講談社、２００７.

Armstrong, D., Halliday, W., Hawkins, C., Takashima, S. Pediatric Neuropathology Springer, 2007.

Olivertio, A., Ferraris, A.O. 川本英明訳 Le Eta Della Mente 胎児の脳、老人の脳 創元社、２００８.

Prichard, D.J., Korf, B.R. 古賀明彦監訳 Medical Genetics at a Glance 一目でわかる臨床遺伝学 メディカルサイエンスインターナショナル、２００４.

Springer, S.P., Deutsch, G. 福井圀彦、河内十郎監訳 Left Brain, Right Brain 左の脳と右の脳 医学書院、１９９７.

Temple, C. 朝倉哲彦訳 脳のしくみとはたらき 講談社、１９９７.

斉藤成也 ＤＮＡから見た日本人 ちくま新書、２００５.

竹下 研三 福祉・保健・心理系学生のための脳科学 大学教育図書、２０１０.

＊高次脳科学（言語）・教育・ほか

Critchley, M. 本村暁訳編 Mirror-Writing クリッチュリーの鏡像書字 新興医学出版、２０１１.

Czerner, T.B. 新井康允訳 What makes you tick? 心の棲である脳 東京図書、２００３.

Iacoboni, M. 塩原通緒訳 Mirroring People ミラーニューロンの発見 早川書房、２００８.

McGaugh, J. 大石高生、久保田競訳 Memory and Emotion 記憶と情動の脳科学 講談社、２００６.

Paine, R.S., Oppe, T.E. Neurological Examination of Children CDM No.20/21, SIMP, 1966.

Seki. A. F-MR Studies on Japanese Orthographies Dyslexia Across Languages. Brookes, 2010.

Wolf, M. 小松淳子訳 Proust and Squid プルーストとイカ インターシフト、2008.
OECD教育研究革新センター 小山麻紀・徳永優子訳 脳からみた学習―新しい学習科学の誕生― 明石書店、2010.
甘利俊一監修、入来篤史編 言語と思考を生む脳 脳科学シリーズ3 東京大学出版会、2008.
井上ひさし 日本語教室 新潮社、2011.
岩田誠・河村満編 神経文字学―読み書きの神経科学― 医学書院、2007.
岩田誠・河村満編 脳とことば ブレインサイエンスシリーズ 共立出版、1996.
大野晋 日本語の起源 岩波新書、1994.
大野晋 日本語の文法を考える 岩波新書、1978.
工藤順一 文書術 中公新書、2010.
斉藤孝 理想の国語教科書 文藝春秋、2009.
酒井邦嘉 言語の脳科学 中公新書、2005.
清水勲 四コマ漫画 岩波新書、2009.
白川静 漢字百話 中公文庫、2002.
竹下研三 人間発達学 中央法規社、2009.
竹下研三 ことばでつまずく子どもたち―話す、読む、書くの脳科学― 中央法規社、2011.
辰濃和男 文章の書き方 岩波新書、1994.
田中克彦 ことばとは何か ちくま新書、2004.
新渡戸稲造・奈良本辰也訳 武士道 知的生き方文庫、1993.
藤原正彦 祖国とは国語 新潮文庫、2006.
町田健 チョムスキー入門 光文社新書、2006.
村上郁也編 認知神経科学―心理学と脳科学が解くこころの仕組み― オーム社、2010.
文部科学省 小学校学習指導要領解説―国語編 文部科学省、2008.
文部科学省 小学校学習指導要領解説―算数編 文部科学省、2008.

山口謡司　日本語の奇跡　新潮新書、２００７.
山口謡司　ん　日本語最後の謎に挑む　新潮新書、２０１０.
山鳥重　神経心理学入門　医学書院、１９８５.
山鳥重　脳からみた心　ＮＨＫブックス、１９８５.

＊発達・発達障害

APA編／高橋三郎、他訳　DSM-IV-TR　精神疾患の分類と診断の手引き　医学書院、２００３.
Butterworth, G., Harris, M.　村上潤一監訳　Principles of Vevelopmental Psychology　発達心理学の基礎を学ぶ　ミネルヴァ書房、２００１.
Johnson, M. Brain Development and Cognition; A Reader. Blackwell, 1993.
Goswami, U.　岩男卓実、他訳　Cognition in Children　子どもの認知発達　新曜社、２００３.
Lorenz, K.　日高敏隆、羽田節子訳　Evolution and Modification of Behavior　行動は進化するか　講談社現代新書、１９７６.
McCardle, et al. Dyslexia Across Languages Brookes, 2011.
Piaget, J.　中垣啓訳　Piaget's Theory　認知発達の科学、北大路書房
Tager-Flusberg, H. et al. Neurodevelopmental Disorders The MIT Press. 1999.
Thompson, R.J., O'Quinn, A.N. Developmental Disabilities Oxford Univ.Press. 1979.
稲垣真澄、小枝達也、他編　特異的発達障害　診断と治療社、２０１０.
鈴木匡子　視覚性認知の神経心理学　神経心理学コレクション　医学書院、２０１０.
竹下研三　知能の発達とその異常　新医科学体系10（脳と行動）　中山書店、pp151-73, 2003.
竹下研三　発達障害の概念と歴史　発達障害の基礎（有馬正高監修）　日本文化社、pp1-10, 1999.
渡辺弥生　子どもの10歳の壁とは何か　光文社新書、２０１１.

＊心理学

Colman, A.M.　藤森保、仲真紀子監修　Dictionary of Psychology　心理学辞典　丸善、２００５.

Erikson, E.H.　小比木啓吾編　Identity　自我同一性　誠信書房、１９７１.
Eysenck, M.W., Keane, M. Cognitive Psychology Psychology Press, 2005.
Gazzaniga, M.S.　梶山あゆみ訳　The Ethical Brain　脳の中の倫理　紀伊国屋書店、２００６.
Pinel, J.　佐藤敬他約　Biopsychology　バイオサイコロジー　西村書店、２００５.
Stern, D.N.　小比木啓吾ほか訳　The International World of the Infant　乳児の対人世界　岩崎学術出版、１９８９.
Winnicoto, D.W.　牛島定信監訳　The Family and Individual Development　子どもと家庭　誠信書房、１９８４.
コールバーグ理論の基底　佐野安仁、吉田謙二編　世界思想社、１９９３.
柴田義松　ヴィゴツキー入門　寺子屋新書、２００６.
鈴木晶　フロイトからユングへ―無意識の世界―　ＮＨＫ出版、２００６.

索　　引

▶た行

■著者紹介

竹下　研三（たけした　けんぞう）

ＮＰＯ子ども相談センター代表

九州大学医学部卒業（１９６１）

鳥取大学名誉教授

医学博士

主著

『人間発達学 ― ヒトはどう育つのか ―』（中央法規）

『ことばでつまずく子どもたち ― 話す・読む・書くの脳科学 ―』（中央法規）

『福祉・保健・心理系学生のための脳科学』（大学教育出版）

ことばをどう育て、国語をどう学ぶのか

― 発達脳科学からのコメント ―

二〇一三年三月一〇日　初版第一刷発行

■著　者――竹下研三

■発行者――佐藤　守

■発行所――株式会社大学教育出版

〒七〇〇‐〇九五三　岡山市南区西市八五五‐四

電　話（〇八六）二四四‐一二六八㈹

ＦＡＸ（〇八六）二四六‐〇二九四

■印刷製本――モリモト印刷㈱

■ＤＴＰ――北村雅子

ISBN978‐4‐86429‐190‐3